HEAL

알림: 이 책에 실린 정보는 교육 용도일 뿐, 어떤 건강 문제에 대해서도 진단이나 처방, 치료법을 제시하기 위한 것이 아니다. 즉 본 저작물에서 언급된 주제들과 관련해 유익하고 유용한 자료를 제공하기 위한 것이다. 저자와 출판사가 이 책을 통해 의료 및 보건, 기타 어떤 종류의 전문적 서비스도 제공하고 있지 않음을 인지하고 이 책을 구매해야 한다. 독자들은 이 책에 실린 제안을 실제로 적용하거나 결과를 도출해 내기에 앞서 본인의 의료인 및 보건의, 기타 전문가와 상담해야 한다. 저자와 출판사는 이 책의 내용을 사용 및 적용함으로써 발생하는 어떤 법적 문제나 손실, 위험 등 직 · 간접적 결과에 대해서도 일절 책임을 지지 않는다.

치유–최고의 힐러는 내 안에 있다

2020년 10월 26일 초판 1쇄 발행. 2022년 5월 17일 초판 2쇄 발행. 켈리 누넌 고어스가 쓰고 황근하가 옮겼습니다. 도서출판 샨티에서 박정은이 펴냅니다. 편집은 이홍용이, 표지 및 본문 디자인은 김경아가 하였으며, 이강혜가 마케팅을 합니다. 인쇄 및 제본은 상지사에서 하였습니다. 출판사 등록일 및 등록번호는 2003. 2. 11. 제2017-000092호이고, 주소는 서울시 은평구 은평로3길 34-2, 전화는 (02) 3143-6360, 팩스는 (02) 6455-6367, 이메일은 shantibooks@naver.com입니다. 이 책의 ISBN은 979-11-88244-57-7 03510이고, 정가는 16,000원입니다.

이 도서의 국립중앙도서관 출판예정도서목록(CIP)은 서지정보유통지원시스템 홈페이지(https://seoji.nl.go.kr)와 국가자료종합목록 구축시스템(https://kolis-net.nl.go.kr)에서 이용하실 수 있습니다.(CIP제어번호: CIP2020042660)

HEAL

치유—최고의 힐러는 내 안에 있다

켈리 누넌 고어스 지음
황근하 옮김

DISCOVER YOUR UNLIMITED POTENTIAL AND
AWAKEN THE POWERFUL HEALER WITHIN

【샨티】

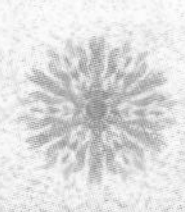

저마다의 치유 여정에 있는 독자 여러분께 이 책을 바칩니다.
내면의 강력한 치유자를 깨우는 데 도움이 되기를,
건강과 활력을 되찾는 데 보탬이 되기를 빕니다.

차례

추천사

— 조 디스펜자Dr. Joe Dispenza
《뉴욕 타임스》 베스트셀러 《당신이 플라시보다》,
《당신도 초자연적이 될 수 있다》 저자

얼마나 놀라운 시대인가? 2000년을 시작으로 인류 역사상 그 어느 때보다도 많은 정보가 훨씬 더 쉽게 주어지고 있다. 우리는 진정 새로운 세계에 살고 있다. 이토록 엄청난 정보의 시대에 사는 덕분에 무지한 채로 남아 있느냐 아니냐는 개인의 선택 사항이 되었다.

기술의 발달로 우리는 무수히 새로운 방식으로 하루가 다르게 더 강력해지고 있다. 언제든 정보를 활용할 수 있으므로 전과 다른 더 나은 선택을 할 수 있게 되었다. 한때는 관계자와 전문가, 담당자에게만 허락되던 정보를 얻기 위해 이제 더는 교사나 정규 교육이 필요하지 않다. 발달된 기술을 통해, 전 세계 사람들은 자신의 병에 대해 과거보다 훨씬 주도적으로 알아보고 그에 맞는 생활 방식의 변화를 전면적으로 꾀할 수 있게 되었다. 요새는 수많은 이들이 자신의 건강 문제로 무조건 약을 먹거나 병원을 찾는 게 아니라 대안적 치료법을 찾고 있으며, 그 결과 꽤 큰 효과를 보기도 한다. 그런가 하면 사제나 목사, 랍비에게 도움을 구하지 않고 스스로 고대 종교와 신학을 연구하고 실재reality의 본질을 깊이 있게 파헤치는 이들도 있다. 그러한 탐구를 통해 남은 생 전체를 긍정적으로 뒤바꿔놓는 심오한 신비 경험을 하기도 한다.

정보를 얻을 때 우리는 새로운 것을 알게 됨으로써 자신에 대해서나 세상에 대해서 더 넓게 자각하게 된다. 정보가 현실을 바라보는 평범하고 판에 박힌 관점을 넘어서게 해주는 것이다. 무엇인가에 대한 새로운 자각은 새로운 차원의 의식consciousness을 만들어내고, 바로 그때 의식에 변화가 생기며 에너지에 변화가 생긴다. 그 결과 우리는 그 지식knowledge에 의해 힘을 얻고 또 깨어난다. 왜일까? 지식은 예나 지금이나 또 앞으로도 언제나 힘이기 때문이다.

그러므로 스스로에 대해 알게 될 때 우리는 우리 자신에게 힘을 실어준다. 어떻게 보면 더 이상 스스로를 무력한 희생자라고 믿지 않음으로써 자신의 힘을 되찾는 것이라 할 수 있는데,

여기서 희생자란 자기 삶을 바꿀 능력이나 권한이 없다고 맹목적으로 받아들이는 사람을 말한다. 지식을 얻음으로써 우리는 누군가 혹은 무언가가 나 대신 문제를 해결해 주기를 기대하며 무의식적으로 자신의 힘을 그에게 줘버리거나 그에게 의지하는 것을 멈출 수 있다. 바로 이런 이유로 정보의 시대가 새로운 의식의 시대로 길을 터준다고 말하는 것이다.

신경과학적 관점에서 배움이란 새로운 시냅스 연결을 만드는 것이다. 새로운 것을 배울 때마다 우리 뇌는 새로운 회로 수천 개를 만들어내며, 바로 그 회로들이 뇌의 회백질 속에 일정한 패턴으로 반영된다. 최신의 뇌 과학 연구에 따르면, 어떤 개념이나 생각에 한 시간 동안 집중할 때 뇌 연결점들의 수가 실제로 두 배 증가한다고 한다. 이러한 새로운 발견은 우리가 환경과 상호 작용하며 학습한다는 물리적인 증거이다. 그러나 똑같은 연구에서, 만일 배운 것을 반복해서 생각하지 않거나 새로운 정보를 시간을 들여 복습하지 않으면 그러한 회로들이 몇 시간 혹은 며칠 내로 끊어진다는 사실도 보여준다. 학습이 새로운 시냅스 연결점을 만든다면, 기억은 그렇게 새로 만들어진 연결점들을 유지 및 지속시킨다.

아주 약간의 집중과 반복으로도 지적 정보는 우리의 생물학적 몸에 새겨진다. 바로 이렇게 해서 지식이 우리를 바꾸는 것이다. 우리는 세상을 있는 그대로 보지 않는다. 우리의 방식대로 본다. 세상을 인식하는 새로운 렌즈가 뇌 속에 삽입되면 그 결과로 우리는 새로운 가능성들을, 지식과 상호 작용하기 전에는 미처 인식하지 못했던 가능성들을 보게 된다. 바로 그래서 뇌는 오직 프로그래밍된 방식에 상응하는 것만을 '본다.' 다시 말해 아는 것만 볼 수 있다는 뜻이다.

사람들은 자신이 할 수 있다고 알고 있는 것에는 최선을 다하지만, 어떤 것에 대해 알지 못한다면 그것은 그들에게는 존재하지 않는 것이라 할 수 있다. 마찬가지로 뭔가를 알아차리거나 의식하게 되면 그때 그것이 그들에게 존재하게 된다고 할 수 있다. 그러나 이런 식으로는 어떤 지식만 얻었지 아직 경험이 부재하다. 새로운 잠재적 현실이나 가능성을 보았다면 이제는 그 지식을 가지고 뭔가를 해볼 차례이다.

그렇다면 결국 요점은 우리가 무엇을, 왜 하고 있는지 잘 알수록 그것을 어떻게 할 것인지도 더 쉬워진다는 것이다. 바로 그래서 역사적으로 봤을 때 지금이 그저 '아는know' 것만으로는 충분하지 않고 '어떻게 할지를 알아야know how' 할 때라고 하는 것이다.

진리와 지식, 지혜, 정보를 추구하는 자로서 우리의 다음 할 일은 철학적으로 또 이론적으로 배운 것들을 직접 적용하고 소화하고 실증하는 등 그 지식을 몸에 익히는 것이다. 이는 곧 우리 몸을 가지고 전과 다른 새로운 선택들을 직접 만들어가야 한다는 뜻이다. 행동을 의도와 일관되게, 행위를 생각에 일치하게 만들 수 있다면, 즉 몸과 마음이 함께 작용하도록 만들 수 있다면, 우리는 새로운 경험을 하게 될 것이다.

경험은 뇌 속의 시냅스 연결점들을 풍부하게 한다. 우리가 새로운 경험을 받아들일 때 뇌 속의 지적 회로망이 늘어나며 향상된다. 이러한 회로들이 더 많이 조직되어 새로운 네트워크를 만드는 순간 뇌는 그에 상응하는 화학 물질을 만든다. 우리는 이 화학 물질을 느낌 혹은 감정이라고 부른다. 그 새로운 경험으로 더 큰 활력과 건강, 온전함과 기쁨을 느끼는 순간, 우리는 우리 몸에게 마음이 지적으로 이해한 것을 이해하도록 화학적으로 가르치고 있는 것이다. 이제 새로운 정보가 단지 마음뿐 아니라 몸으로까지 들어가고, 이것이 존재의 상태를 바꾼다. 사실은 이렇게 해서 우리는 몸을 새로운 마음에 길들이고 있는 것이다. 그리고 바로 그 순간 몸과 마음은 새로운 정보에 맞추어 정렬된다.

즉 지식은 마음을 위한 것이고 경험은 몸을 위한 것이라고 말할 수 있다. 이제 우리는 그 철학의 진리를 몸으로 '체화embody' 하기 시작한다. 그렇게 함으로써 우리는 몸의 생물학적 프로그램을 다시 쓰고 새로운 유전자에 새로운 방식으로 신호를 보낸다. 후성유전학에서 말하듯 환경이 유전자에 신호를 보내며 환경 속 경험의 최종 산물이 바로 감정이라면, 우리는 실제로 새로운 방식으로 유전자들에 신호를 보내고 있는 것이다. 모든 유전자들이 단백질을 만들며 단백질은 우리 몸의 구조와 기능을 담당하고 있으므로(단백질의 발현은 곧 생명의 발현이다), 우리는 실제로 우리의 유전적 운명을 바꾸고 있는 것이다. 이는 곧 몸이 일순간에 치유되는 게 가능하다는 사실을 암시한다.

따라서 어떤 경험을 한번 만들어낼 수 있다면 우리는 그 경험을 다시 만들어낼 수 있어야 한다. 똑같은 선택을 계속해서 하고 똑같은 경험을 반복적으로 재생산할 때 우리는 결국 몸과 마음이 하나로 작용하도록 신경화학적으로 길들이고 있는 것이다. 뭔가를 아주 여러 번 해서 몸이 마음만큼 그 일을 하는 법을 알게 될 때 그것은 자동적이고 자연스러워지며 힘들이지 않고도 가능해진다. 간단히 말해 이제 그것이 기술, 습관, 혹은 일종의 삶의 방식이 되는 것이다. 어느 정도 능숙해졌다면 더 이상은 그 일을 어떻게 하는지 의식적으로 생각할 필요가 없게 된다. 바로 그때 우리의 존재 상태가 진정으로 바뀌며, 그 정보가 우리 내면에 자리 잡게 된다. 우리는 그 철학을 마스터하기 시작한다. 바로 그 지식이 '되기' 시작하는 것이다.

반복된 노력의 결과는 비단 우리 자신만 바꾸는 게 아니라, 그 노력의 반영인 훨씬 더 많은 가능성들을 삶에서 만들어낸다. 그렇지 않다면 왜 그렇게 노력하겠는가? 방금 말한 '가능성들'이란 정확히 무슨 의미일까? 바로 몸과 마음의 질병이나 불균형으로부터 치유되는 것을 말한다. 더 이상 과거 트라우마들에 의해 프로그래밍된 선택들을 무의식적으로 반복하는 게 아니라 스스로를 위해 더 나은 삶을 창조하는 것이다. 그러한 선택, 행동, 경험 들을 없애고 새로운 선택, 행동, 경험 들에 따라 살아간다면, 그 결과는 새로운 일자리, 새로운 관계, 새로운 기회, 새로운 삶의 모험이라는 형태로 나타난다.

동명의 다큐멘터리로 제작되기도 한 이 책은 전혀 새로운 종류의 저널리즘으로, 단순히 몇몇 과학자나 연구자, 치료자가 등장해 어떻게 하면 우리의 건강을 회복할 수 있는지 이론을 늘어놓는 책이 아니다. 이 책은 우리와 똑같은 보통 사람들이 여러 가지 실험을 통해 실제로 자신의 건강을 회복한 이야기를 들려준다는 점에서, 치유에 관한 실제적이고 현실적인 연구라 할 수 있다. 이러한 개인적인 변화와 변형의 이야기들은 온갖 역경을 딛고 마침내 승리를 이뤄낸다는 할리우드 버전의 매혹적인 이야기가 아니다. 이 책은 회복을 위해 자신을 깊이 들여다보면서 생각과 느낌과 행동의 어떤 점을 바꿔나가야 하는지 알아낸 보통 사람들의 이야기다. 이러한 이야기들은 진실하고 공감을 자아내기 쉽다.

켈리 누넌 고어스에게 처음 다큐멘터리 〈치유Heal〉에 참여해 달라는 제안을 받고 나는 만성 질환에서 치유되는 데 무엇이 필요한지를 완전히 새로운 차원에서 연구한 사람이 있다는 사실에 뛸 듯이 기뻤다. 그리고 그녀의 작업에 실제 사례들이 포함되어 있다는 것을 알고는 마음이 놓였다. 증거는 또 다른 차원의 정보니까 말이다. 증거야말로 가장 중요한 목소리이다.

누군가는 이런 이야기를 해야 하는데, 나는 켈리가 이토록 진실하고 명료하게, 열린 마음으로 이 작업을 해주어서 무척 기쁘다. 이 작업이 보여주는 것은 정말로 마음이 몸을 치유할 수 있다는 사실이다. 사실 내 연구 팀과 나는 대부분의 치유는 마음에서부터 시작된다는 것을 보여주는 실험을 여러 차례 진행해왔다. 우리는 이제 마음이 몸에 영향을 주지 않는 순간은, 또한 몸이 마음에 영향을 미치지 않는 순간은 단 한 순간도 없다는 것을 안다. 다시 말해 몸을 바꾸기 위해서는 마음을 바꿔야 하며 그 역도 마찬가지라는 뜻이다. 치유의 여정을 시작하기 위해서는 먼저 우리가 어떤 생각들을 하고 있는지를 알아차려야 하고, 그 다음에는 생각과 느낌을 실제로 바꿔야 한다는 점을 숙고해 보기 바란다.

장기간의 스트레스 호르몬 분비는 유전자 버튼을 눌러 질병을 유발할 수 있다. 스트레스는 뇌와 몸이 항상성을 잃을 때 발생하며, 생래적으로 몸을 균형 상태로 되돌리려는 것이 바로 몸의 스트레스 반응이다. 스트레스 상태에서 사는 것은 곧 지속적인 비상 상태로, 생존 모드로 사는 것이다. 장기간 비상 모드에서 살 때 몸의 자연적 치유 능력은 고갈된다. 자연의 모든 유기체는 단기 스트레스는 견딜 수 있지만, 지속적인 스트레스 상태에 놓이면 스트레스 반응이 작동되고 우리 힘으로는 그것을 끌 수 없게 된다. 그렇게 되면 이제 질병을 향해 가는 것이다. 간단히 말해 실제로든 상상으로든 외부 세계의 위협을 느끼고 몸의 생기를 다 써버리면, 우리의 내면 세계에 성장과 회복을 위한 에너지는 남지 않게 된다.

전뇌前腦와 신피질의 크기 덕분에 인간에게는 생각을 다른 무엇보다도 진짜처럼 만들 수 있는 능력이 있다. 이 말은 스트레스 반응이 단지 문제를 생각하는 것만으로, 앞으로 닥칠 최악의 상황을 상상하는 것만으로 촉발될 수 있다는 뜻이다. 잠시 이 점을 곰곰이 생각해 보자. 생각이 실제로 병을 유발할 수 있다. 이것이 바로 몸과 마음이 연결되어 있음을 보여주는 강력한 예이다. 그렇다면 이렇게 묻지 않을 수 없다. "생각이 병을 유발할 수 있다면, 생각이 병을 낫게 할 수도 있는가?"

대답은 "그렇다"이다. 이 책을 통해 그 사실을 알게 될 것이다.

만성 질환을 치유하는 일을 30년 넘게 해온 내 경험에 비추어볼 때, 몸에 불균형을 초래하는 스트레스 요인은 신체적·화학적·감정적 요인, 이렇게 세 가지가 있다. 그렇다면 몸속의 균형을 만들어내는 방법 역시 신체적·화학적·감정적 방법 세 가지가 있을 것이다. 요가, 침술, 운동, 카이로프랙틱, 마사지는 모두 신체적 스트레스를 완화하여 몸속의 물리적 균형을 만들어낸다. 양질의 음식을 먹고, 칼로리를 줄이며, 비타민과 허브, 의약품 등을 섭취할 때 더 나은 화학적 균형이 만들어진다. 마음을 고요히 하고 자신의 생각과 느낌을 알아차리는 연습이 어느 정도 쌓이면 감정적 균형이 만들어진다. 또 명상, 에너지 심리학, 안구 운동 민감 소실 및 재처리 요법eye movement desensitization and reprocessing(EMDR, 눈 운동으로 트라우마로 인한 불안과 공포를 치료하는 방법—옮긴이), 감정 자유 기법emotional freedom technique(EFT, 특정 경혈 부위를 손가락으로 두드려 부정적 감정을 해소하는 치료법—옮긴이), 심리 치료 등도 신경-감정적 균형을 되찾아준다.

내가 이해한 바로 이 세 가지 시스템 중 두 가지를 바로잡고 균형을 되돌릴 수 있다면, 나머지 세 번째 시스템은 대개 얼마 가지 않아 회복된다. 예를 들어 신체적으로나 화학적으로 균형이 잡혀 있으면 곧 감정적으로도 균형이 잡히게 된다. 화학적으로, 감정적으로 균형이 잡혀 있을수록 신체적으로도 균형을 회복할 가능성이 매우 높다. 이와 마찬가지로 신체적으로, 감정적으로 균형이 잘 잡혀 있을수록 화학적으로도 균형이 더 잘 잡히게 된다.

이 책이 말하는 바가 바로 이것이다. 이 책은 균형과 건강을 되찾도록 도와주는 안내서이다. 알게 되겠지만, 서양 의학은 급성 질환에는 아주 훌륭한 도구로 작용한다. 팔이 부러지거나 맹장염에 걸리면 첫 번째 선택은 병원에 가는 것이어야 한다. 그러나 사실 만성 질환을 치유하려면 생활 방식의 변화가 필요하다. 그저 약을 한 알 혹은 한 줌 먹어서 증상을 완화시키는 것은 치유가 아니다. 진정으로 치유되려면 생각하고 행동하고 느끼는 방식을 바꿔야 한다. 생각하고 행동하고 느끼는 것 전체가 우리의 성격personality을 구성하고, 성격은 개인적 현실personal reality을 창조한다. 성격을 바꾸면 곧 개인적 현실을 바꾸는 것이다.

지난 20년간 수천 건의 사례를 연구하면서 내가 발견한 것은, 치유된다는 건 어떤 의미에서는 곧 다른 사람이 된다는 것이다.

켈리와 나 모두 어떤 전염병이 사회에 퍼져 질병을 만들어낼 수 있는 것과 마찬가지로, 건강과 안녕도 질병만큼이나 전염성이 있을 수 있다고 믿는다. 병에서 낫는 방법을 명확히 밝혀내는 것만도 결코 사소한 작업이 아닌데, 하물며 대중이 이해하기 쉽게 설명한다는 것은 얼마나 큰일이겠는가. 켈리는 무엇이 가능한지를 보여주는 아주 큰 일을 해내었다.

이 멋진 책을 열린 마음으로 읽고, 어떤 방식으로든 날마다 이 원리들을 적용해 보는 시간을 갖기 바란다. 결국 이 책은 독자 여러분의 삶을 바꾸기 위해 쓰인 것이다.

켈리에게 감사를 전한다.

책머리에

내가 처음 몸의 경이로운 치유력에 대해, 그리고 건강과 삶에 미치는 마음의 강력한 영향력에 대해 다큐멘터리를 만들어야겠다고 생각한 것은 약 10년 전이었다. 첫 번째 씨앗이 심어진 건 브루스 립턴Bruce Lipton의 책 《당신의 주인은 DNA가 아니다*The Biology of Belief*》(한국어판 제목—옮긴이)를 읽은 뒤였다. 이렇게 생각했던 게 기억난다. '우리가 유전자의 희생양이 아니라고? 그렇다면 누구나 이 사실을 알아야 해!' 아가페 국제영성센터Agape International Spiritual Center에서 열린 마이클 B. 벡위스Michael B. Beckwith 목사의 예배에 참석한 일은 이 씨앗이 자랄 수 있는 비옥

한 토양이 되어주었다. 그의 가르침은 생각과 믿음이 우리의 경험 및 신체 건강에 미치는 영향력을 한 번 더 확인시켜 주었을 뿐 아니라, 내 가슴의 목소리를 따라가 '다큐멘터리 제작'이라는 나의 비전vision을 깨달을 수 있도록 영감을 주었다. 그는 비전에 이끌린다는 것은 영혼의 목적에 맞게 가고 있다는 신호라고 가르쳐주었다.

나는 내가 인간의 치유 잠재력과 마음의 관련성을 이야기할 때, 또 이 주제에 관해 힘닿는 대로 읽고 배우고 탐구할 때 얼마나 열정적이고 활기에 넘치는지 알아차리기 시작했다. 그리고 한 3년 전 이 영상 작업에 시동을 걸어준 마지막 기폭제는 바로 아니타 무르자니Anita Moorjani의 책 《그리고 모든 것이 변했다*Dying to Be Me*》(한국어판 제목—옮긴이)였다. 아니타의 놀라운 이야기를 읽고 나서 밀려들던 그 영감 덕분에 나는 이걸 반드시 해야 한다는 내적 자신감을 얻었다. '아니타가 그처럼 심각한 병에서 나을 수 있었다면 다른 사람도 그럴 수 있어!' 다시 말해 신성한 타이밍이 온 것이다. 나는 마침내 미지의 세계로 뛰어들 준비가 되었다고 느꼈다. 즉 이 주제와 관련해 내가 가장 존경하는 교사들과 다큐멘터리를 찍기로 한 것이다.

벡위스 목사의 설교는 과연 헛되지 않았다. 내 가슴속의 비전과 인도에 귀를 기울이자 우주는 실로 이 모든 것이 가능하도록 도와주었다. 나는 이 다큐멘터리를 찍은 과정을 끊임없는 '흐름

flow'의 상태였다고 표현하겠다. 장애물과 난관이 없었던 것은 아니지만, 나를 넘어서 있는 배후의 에너지가 느껴졌다. 그 에너지 덕분에 나는 이 다큐멘터리가 만들어져야 하고 나는 그저 메신저일 뿐이란 사실을 믿고 받아들일 수 있었다.

다큐멘터리는 개봉되자마자 성공을 거두었다. 다큐멘터리에 쏟아지는 긍정적인 반응을 보며 사람들이 이 이야기에 얼마나 깊이 공명했는지 깨달았고, 나는 여세를 몰아 이 메시지가 더 널리 퍼지도록 책으로도 낼 용기를 얻었다. 나는 언제나 글쓰기를 사랑했고 또한 열혈 독자이기도 하므로(그동안 읽은 자기 계발서들이 나의 집필 여정에 힘을 실어주었다), 이것은 자연스런 수순이었다. 책으로 출간되면 독자들이 들고 다니면서, 다큐멘터리에 나오는 전문가들의 유익한 이야기들을 손쉽게 재음미할 수도 있고, 또 영상을 볼 때보다 더 자세하게, 깊이 들어갈 수도 있을 것이라 생각했다.

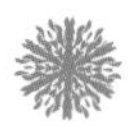

나는 아주 심각한 질병으로 가까운 이를 잃었거나 혹은 그런 심각한 병을 앓은 경험이 있어서 이런 다큐멘터리를 만들게 되었냐는 질문을 여러 번 받았다. 두 질문에 대한 답은 감사하게도 '아니오'이다. 하지만 심각하진 않지만 나에게도 건강 문제가 몇 가지 있었고, 그로 인해 고대의 치료법 및 자연 치유 요법에 일찌감치 관심을 갖게 되었다.

그런 경험은 열여섯 살에 있었다. 고등학교 2학년 때 야영을 갔다가 집에 돌아왔는데, 독감 비슷한 증상으로 일주일을 아주 심하게 앓아누웠다. 회복된 후에도 목의 림프절이 몇 달 동안 계속 부어 있었다. 의사는 전염성 단핵증單核症 검사와 엡스타인-바 바이러스 검사를 했지만 둘 다 음성으로 나왔다. 병원에서 남은 염증을 없애기 위해 항생제를 처방해 주었지만 그것도 별 소용이 없었다. 열 달 뒤에도 골프공만 한 림프절이 목에 여전히 튀어나와 있었고(여고생의 눈에 보기 좋은 모습은 아니었다!), 병원에서는 림프절 조직 검사를 해봐야겠다고 했다. 의사는 나를 전신 마취를 시킨 후 내 목 왼편을 3센티미터 가량 절개했다. 조직 검사 결과도 정상으로 나왔다.

몇 주 뒤 나는 방과 후에 어머니와 함께 어머니가 다니던 카이로프랙틱(척추 지압 요법—옮긴이) 의원을 찾아갔다. 카이로프랙터는 내 림프선을 만져보더니 자연 발효 사과 식초를 1~2온스씩 일주일 동안 매일 마셔보라고 했다. 어머니는 맛이 좀 더 나은 블루베리 식초를 구해왔고, 나는 치료사의 지시를 따랐다. 신기하게도 8일 뒤 림프선이 정상 크기로 돌아갔다. 의사들 여러 명에 외과 전문의까지 찾아가 보고 항생제 치료를 세 번이나 받아도 차도가 없었건만, 건강 식품점에서 산 식초 한 병에서 해법을 찾은 셈이었다. 이 경험은 기존 의학계의 의사들이 언제나 최선은 아니라는 사실을 나에게 가르쳐주었다. 나는 대체 의학, 자연 치료법에 대한 신뢰와 사랑에 새로이 눈뜨기 시작했다.

그 이후로도 쭉 몸이 어떻게 작동하는지, 치료사들이 어떻게 통상적이지 않은 치료법으로 증상을 해결하는지에 대한 나의 호기심은 계속되었다. 그 과정에서 나는 늘 과학과 영성靈性이 겹치는 여러 영역들에 주목해 왔고, 침술이나 에너지 의학energy medicine, 약초, 명상 같은 고대의 치료법들이 수천 년에 걸쳐 성공적으로 사용되고 있음에도 기존 의학에서는 대체로 인정받지 못한다는 사실이 흥미롭게 여겨졌다. 그리고 바로 이런 놀라움과 호기심을 가지고 치유와 건강이라는 오래된, 그러나 새로운 영역으로 탐구해 들어가게 되었다.

나는 의사가 아니다. 과학자도 아니다. 그저 내 삶의 경험에 관한 전문가일 뿐이다. 지난 20년간 진정한 건강과 행복의 비밀을 밝혀내고 싶다는 희망으로 수많은 치료사들, 대체 의학 치료자들을 만나 지도를 구했다. 건강하게 먹는다는 게 정말로 무슨 의미인지 더 깊이 알고 싶어서 뉴욕의 통합영양협회Institute for Integrative Nutrition(IIN)에서 전인 의학적 영양holistic nutrition을 공부했다. 심리학과 영성, 양자 물리학, 에너지 의학, 고대의 지혜, 다양한 치유 방식들도 공부했다. 나는 식습관과 생활 방식이 건강 유지에 기본 요소라는 것을 굳게 믿는 사람이지만, 또한 우리의 마음과 생각, 고수하고 있는 믿음이 몸에 직접적이고 강력한 영향을 준다는 것 역시 깨닫게 되었다.

나는 우리에게는 우리가 지금껏 세뇌받은 것보다 더 큰 치유의 힘이 있다고 확신한다. 그러나 내 말만 맹목적으로 받아들일 필요는 없다. 나는 곳곳을 누비며 디팩 초프라Deepak Chopra, 브루스 립턴, 메리앤 윌리엄슨Marianne Williamson, 마이클 B. 벡위스, 켈리 터너Kelly Turner 같은 저명한 과학자와 의사, 몸/마음 의학 분야의 교사들을 인터뷰했으니 그들의 말을 들어보라.

이 책은 이 뛰어난 석학들의 견해를 소개할 뿐만 아니라, 내가 이 길에서 만난 사람들의 놀라운 실제 치유 여정 역시 깊이 있게 보여준다. 이 생존자들의 영감 넘치며 감동적인 이야기들을 통해 우리는 무엇이 효과가 있고, 무엇이 효과가 없는지, 또 왜 그런지 깊이 들여다볼 수 있을 것이다. 나는 다른 이들의 성공 이야기를 접함으로써 우리 자신의 가능성에 대한 믿음 또한 북돋고 강화할 수 있다고 굳게 믿는다. 치유는 굉장히 복잡하게, 지극히 개인적으로, 또 아주 다양한 이유로 일어날 수 있다. 심지어 자연발생적으로 일어날 수도 있다.

이 책의 의도는 자각의 스위치를 켜서, 널리 퍼져 있는 만성 질환의 뿌리에 정말로 무엇이 있는지, 그리고 어떻게 어디까지 치유할 수 있는지 밝혀 보여주는 것이다. 최근의 과학은 우리가 불변하는 유전자의 희생양도 아니고, 무시무시한 예후를 무조건 믿어야 하는 것도 아니란 걸 보여준다. 사실 우리는 우리의 건강과 삶에 대해 우리가 배운 것보다 훨씬 큰 통제력을 갖고 있다. 이 책은 독자 여러분이 경이로운 인체를, 그리고 우리 안에 있는 놀라운 치유력을 새롭게 이해하고 그 힘을 되찾도록 해 줄 것이다.

이제 시작해 보자.

1 건강이란 무엇인가?

우리 안에 있는 자연적인 힘이 질병의 진정한 치료사이다.

—히포크라테스

너무나 많은 이들이 건강과 관련해 자신이 무력하다고 느낀다. 현대 사회는 우리가 유전자의 희생양이며 임의적인(혹은 예정된) 운명 앞에 속수무책이라고, 우리를 구할 수 있는 것은 흰 가운에 청진기, 메스로 무장하고 기적의 처방전을 손에 든 의사뿐이라고 가르쳐왔다. 그러나 정말로 약과 수술이 점점 더 증가하는 만성 질환과 질병에 최선의 해결책일까?

만성 질환을 앓는 미국인 중 절반가량에게[1] 이 질문에 대한 답은 그냥 약 처방을 받거나 수술 날짜를 잡는 것보다 훨씬 복잡한 것처럼 보인다. 만성 질환이란 지속적인, 재발하는, 혹은 장기적인 영향을 미치는 질병을 가리킨다. 즉 시간과 결부되는 질병이다. '만성chronic'이라는 용어는 질병의 전개가 3개월 이상 지속되며, 급성으로 분류되는 질환(갑작스레 발병하며 대체로 증상이 더 극심하다)과 구별할 때 쓰인다. 급성 질환과 만성 질환은 반드시 구분해야 한다. 이 책에서 보게 되겠지만, 사람들의 건강 악화와 의료체계 실패를 둘러싼 주요 논점 중 하나가 바로 급성 의료 모델을 만성 질환에도 적용하고 있는 점이기 때문이다. 우리는 만성 질환의 근본 원인을 알아내지도 못하고 완전한 치유를 하지도 못하고 있다.

지난 한 세기 동안 과학과 기술이 전례 없이 발전했지만 우리는 그 어느 때보다 더 아프고 우울해졌다. 암이라는 만성 질환은 이제 너무나 만연해 있으며, 지금도 40년 전과 똑같이 위세를 떨치고 있다. 불안과 우울은 감기처럼 흔해지고, 자가 면역 질환은 여름철 땀띠처럼 퍼지고 있다.

무슨 일이 벌어지고 있는 것일까? 세상이 너무도 유독해져서 질병을 피할 수 없게 된 것일까? 가공 식품과 우리가 쓰는 가정용품에 들어 있는 화학 물질도 분명 병에 일조하겠지만, 이 책은 그저 식습관과 영양, 친환경적 생활에 관해 이야기하는 책이 아니다. 우리의 마음이 몸에 얼마나 깊게 연결되어 있는지, 그리고 우리의 생각과 믿음과 감정이 신체 건강에 얼마나 엄청난 영향을 주는지 말하려는 책이다.

"더 잘 알게 될 때까지 최선을 다하라.
그리고 더 잘 알게 되거든 더 잘하라."
—마야 안젤루Maya Angelou

스트레스의 영향

건강이란 무엇일까? '건강health'에 대한 여러 정의 중 《메리엄 웹스터 대사전》의 정의는 아래와 같다.

> 몸과 마음, 영spirit이 온전한 상태. 특히 신체적 질병이나 고통이 없는 상태. 누군가 혹은 무엇인가가 잘 자라고 있거나 잘하고 있는 상태. 잘 있는 것well-being.

만일 건강이 신체적 '편치 않음dis-ease'(질병을 뜻하는 영어 단어 'disease'는 'dis'(아니하다)라는 접두사와 'ease'(편함)라는 명사의 결합—옮긴이)이 없는 상태라면, 건강은 그저 '편안한 상태state of ease'라고 말할 수 있을지도 모른다. 또한 튼튼함thriving 혹은 건강이란 야생의 꽃들이 아무것도 '하지' 않아도 잘 자라고 꽃을 피우는 것과 똑같은 자연적 상태여야 한다고도 말할 수 있을 것이다. 그렇다면 아플 때 우리는 무엇이 우리를 균형에서 혹은 자연스런 튼튼함 상태에서 벗어나게 했는지 스스로에게 물어봐야 한다. 전문가들에 따르면 가장 큰 범인은 스트레스다.

스트레스에 관한 무서운 진실

올해로 35년째 진료를 하면서 수많은 환자들을 봐왔다. 심각한 상황도 많이 봤는데, 질병의 궁극적 원인은 스트레스임을 매주 더 굳건히 확신하게 된다.

—제프리 톰슨

사람들이 의사를 찾는 이유의 90퍼센트는 스트레스 관련 질환 때문이다. 하지만 그들이 받아가는 건 항우울제이다. 온갖 종류의 약만 받아갈 뿐이다.

—조앤 보리센코

우리에게는 세 종류의 기본적 스트레스가 있다. 우선 사고, 부상, 추락, 트라우마 같은 물리적 스트레스가 있다. 박테리아, 바이러스, 음식 속의 호르몬, 중금속, 숙취, 혈당 수치 등의 화학적 스트레스도 있다. 마지막으로 가족 내 비극, 사별, 일자리나 경제 상황 등의 감정적 스트레스가 있다. 이것들 전부가 우리 뇌와 몸의 균형을 잃게 만든다.

—조 디스펜자

정보의 시대에 사는 우리는 '시대에 뒤처지지 않으려는' 중압감 때문에 끊임없이 나쁜 뉴스들에 빠져 지내는 한편 자연의 리듬 및 우주의 순환과 연결되는 경험은 점점 잃어가고 있다. 이런 요소들은 모두 어마어마한 감정적 스트레스로 이어진다. 2016년 《타임*Time*》의 기사에 따르면 9 · 11 이후 세대는 "경제적 · 국가적 불안정 시대에 자랐다. 그들은 테러와 교내 총기 난사가 일반적이지 않던 시대를 알지 못한다. 그들은 부모가 극심한 경기 침체를 견뎌내는 것을 보며 자랐고, 어쩌면 가장 중요한 점일지 모르겠는데, 기술과 소셜 미디어가 사회를 뒤바꾸고 있는 시대에 사춘기를 맞이했다."[2]

소셜 미디어의 압박감과 점점 더 심해져가는 경쟁 문화 때문에 십대들의 우울 및 불안 관련 사건들이 급증하고 있다. 매해 우울증을 겪는 십대들의 숫자가 늘고 있는 현상은 사회적 · 정치적 · 환경적 원인들과 관련이 있을 것이다. 이 같은 수치는 2005년에서 2014년 사이에 37퍼센트나 증가했다.[3] 오늘날 고등학생들은 불안 증상을 더 많이 보이고 있으며, 이들이 정신 건강 전문가를 찾아가는 비율은 1980년대의 십대들의 두 배에 달한다.[4]

이것은 항우울제와 ADHD 약품을 생산하는 제약 회사에는 좋은 일이겠지만, 자라나는 우리 아이들의 몸과 마음에는 그리 좋은 일이 아니다.

현대 사회에 사는 우리는 감정적 스트레스 요인이 증가함에 따라 화학적 스트레스 요인도 함께 증가하는 경험을 하고 있다. 식품 산업의 거대화와 편의를 추구하는 우리의 경향 때문에, 우리는

- 값싼 화학 대체제 및 방부제가 들어간 음식을 더 많이 접하고 있다.
- 제철 음식이 아닌 먹을거리, 지역 음식이 아닌 먹을거리를 먹고 있다. 다른 나라에서 수확한 것이거나, 목적지로 배송된 지 2주 후에 가스로 고속 숙성 처리한 음식 등이 이에 포함된다.
- 또한 우리는 유전자 조작 농산물 및 인공 사료와 호르몬, 항생제를 섭취한 동물들로 만든 축산물을 소비하고 있다. 이는 이 같은 농산물이나 축산물을 먹은 모든 이에게 해로운 영향을 준다.

식품안전센터Center for Food Safety에 따르면, “탄산음료부터 수프, 크래커, 조미료에 이르기까지 슈퍼마켓 판매대에 있는 가공

식품의 75퍼센트 이상에 유전자 조작 성분이 들어 있는 것으로 추정된다."[5] 먹을거리에 들어 있는 이러한 물질과 화학적 스트레스 요인은 우리 몸에 유해한 부담을 더한다. 소화 체계는 혼란스러워하다가 병이 들며, 면역 체계는 해독 작용, 회복 작용, 재생 작용을 멈추기에 이른다. 음식뿐만 아니라 수많은 청소용품과 미용용품에 들어 있는 해로운 화학 물질도 호르몬을 교란시키며 어마어마한 양의 독소를 우리 몸에 추가한다. 즉 자연 성분과 진짜 먹을거리에서 멀어질수록 자연스러운 건강 상태에서도 멀어지는 것이다.

우리의 면역 체계가 현대 사회의 감정적 · 화학적 스트레스의 맹공격을 받아 파괴되면 우리는 주변 환경 속의 박테리아와 바이러스, 여타 병원균에 그만큼 더 취약해진다. 편리라는 미명 하에 비닐 포장이 넘쳐나는 이 현대적 생활 방식은 양날의 칼이라는 사실이 분명해지고 있다. 그렇다면 어떻게 하면 과학과 기술이 주는 혜택을 최대한 활용하면서도 그 발전의 부작용으로부터 우리를 보호할 수 있을까? 답은 우리 안에서 찾을 수 있다.

현대 사회의 스트레스가 나타나는 방식

위협을 감지할 때…… 옛날에는 그것을 신장의 부신 시스템을 활성화시키는 것, 즉 '싸우거나 도망가는fight or flight' 반응으로 연결했다. 날카로운 이빨을 가진 호랑이에게 쫓기고 있다면 그 호랑이에게서 도망치는 데 얼마만큼의 에너지를 쓸 것인가? 답을 맞히기는 쉬울 것이다! 답은 바로 "호랑이에게서 도망치는 데 100퍼센트의 에너지를 쓸 것이다"이다.

—브루스 립턴

수천 년 전에는 '싸우거나 도망가는 방식'이 적절했다. 야생 동물이 말 그대로 생존을 위협하는 상황이었기 때문이다. 이제 그러한 상황은 배우자나 상사, 혹은 일주일 안에 내야 하는 집세 같은 것으로 바뀌었지만, 시스템이 작동하는 방식은 똑같다. 바로 그런 것들이 생명을 위협하는 상황으로 느껴지는 것이다. 그래서 몸은 여전히 코르티솔, 아드레날린, 노르아드레날린을 체내 시스템으로 분비한다.

—피터 크론

만일 항상 '싸우거나 도망가는' 반응을 보이고 있다면, 원칙적으로 당신은 장에서, 배설 체계에서, 면역 체계에서, 그리고 뇌 센터에서 에너지를 끌어다가 그것을 근육으로 보내고 있다는 뜻이다. 목숨을 지키려고 싸우기 위해서 말이다. 그것은 곧 기억력이 나빠지고, 집중력이 떨어지고, 음식이 잘 소화되지 않고, 몸의 독소가 제대로 해독되지 않으며, 면역 체계가 만성적으로 늘 제대로 기능하지 못하고 있다는 뜻이다.

—제프리 톰슨

몸의 스트레스 반응은 전력질주, 즉 목숨을 구하고자 '싸우거나 도망가기' 위해 만들어진 것이지만, 현대의 우리는 모두 만성적인 스트레스 마라톤을 하고 있다. 쉬면서 회복하는 상태로 들어갈 기회를 스스로에게 허락하지 않는다면 우리는 건강을 해치게 된다. 운동이든 명상이든 산책이든, 아니면 그저 전자 기기들의 전원을 차단하는 것이든 매일의 스트레스를 관리할 방법을 찾는다면, 이는 우리가 차분하고 안정된 상태가 되는 데, 몸이 재충전되고 회복되어 편안한 상태로 돌아오는 데 도움이 될 것이다.

- 당신은 날마다 스트레스 마라톤을 달리고 있는가? 아니면 스스로에게 쉬면서 회복할 시간을 주고 있는가?
- 스트레스를 관리하기 위해 매일 실천할 수 있는 연습 두 가지는 무엇일까?

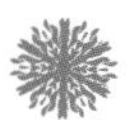

어린 시절 몸의 치유력에 몹시도 경탄했던 기억이 난다. 내 무릎

이 까지면 어머니는 까진 데를 깨끗하게 닦아내고 뽀뽀 세례를 퍼부어주고는 그저 그대로 낫게 두시곤 했다. 그게 얼마나 마법 같아 보이던지! 며칠 안 돼 내 무릎은 상처가 있었다는 흔적조차 없거나 흐릿하게 보일 뿐 새 살처럼 멀쩡해지고는 했다. 우리는 몸의 놀라운 선천적 치유력을 잊어버리고 산다. 목숨을 구하려면 의사가 필요하다고, 의사가 외부에서 건강 회복을 돕는 치료법을 제공해 줘야 한다고 믿도록 사회에 의해 길들여졌기 때문이다.

내 기억으로는 어린 시절에 본 텔레비전 프로그램이나 영화에서 누군가 아프면 어김없이 흰 가운 차림의 남자가 구급약이 가득 든 검은색 작은 가방을 들고 집으로 찾아왔다. 요새는 생명을 살리기 위해 고군분투하는 응급실 모습을 보여주는 프로그램들이 많은 것 같다. 이런 이미지들은 하나같이 아프거나 다쳤을 때 나으려면 외부의 무언가가 혹은 누군가가 있어야 한다고 가르친다. 의사가 부러진 뼈를 맞출 능력은 갖고 있지만, 실제로 뼈를 재생시키고 낫게 하는 것은 모든 세포의 DNA에 들어 있는 자연 지능natural intelligence이다. 사랑이 넘치는 어머니나 아버지가 상처를 소독해 줄 수는 있겠지만, 신체 조직을 재생하고 재건하고 궁극적으로 낫게 하는 것은 자연 지능과 면역 체계의 기능이다.

그러나 이 똑같은 치유력이 암이나 자가 면역 질환 같은 한층 복잡한 만성 질환에도, 또 우울증이나 알츠하이머 같은 정신 질환에도 적용될까? 바로 이 질문이 나로 하여금 이 치유의 탐험을 시작하고 전문가들을 만나 답을 묻도록 만든 큰 동기가 되었다. 우리의 선천적 치유력은 정말로 얼마나 깊이까지 가 닿을 수 있는 걸까?

우리에게 있는 자연 지능

정자와 난자가 있고, 그 둘이 합쳐진다. 그러면 세포들이 형성되기 시작한다. 분열과 결합을 반복하면서 세포들은 뇌와 뼈와 눈동자, 손가락, 발가락, 심장, 간이 된다. 이 세포들이 배아에서 아기가 되도록 만드는 것이 바로 자연 지능이다. 도토리를 떡갈나무로 만드는 것이 바로 이 자연 지능이다. 행성들이 태양을 중심으로 계속해서 공전하게 만드는 것이 바로 이 자연 지능이다. 바로 이 자연 지능이 우리 몸속에서 끊임없이 작동하고 있다. 지금 이 순간도 우리의 폐는 숨을 쉬고 있으며 심장은 뛰고 있다.

—메리앤 윌리엄슨

이 지능이 우리에게 생명을 주고, 심장이 계속 뛰게 하고, 음식이 소화되어 자율신경계로 전달되게끔 만든다. 이것이야말로 세계

제일의 명의名醫이다. 우리가 할 일이라고는 그저 길을 막지 않고 물러나 있는 것뿐이다.

—조 디스펜자

현대 사회가 발전함에 따라 우리는 자연과 자연의 리듬, 기능, 질서로부터 더욱더 멀어지고 있다. 우리는 과학 기술의 발전을 최대한도로 활용하면서도 고대의 지혜와 자연 의학 역시 받아들이는 적절한 균형을 찾아야 한다. 매우 복합적인 아름다움을 지닌 자연은 인간이 만든 인공적인 것이 나타나기 전까지는 완벽하게 자신을 펼쳐나간다. 자연은 계속해서 균형을 유지하며, 스스로 조절하고, 재생하고, 정화한다.

인체도 마찬가지다. 우리 몸은 스스로 조절하고 치유하게끔 설계되었다. 방해가 되는 것은 바로 테크놀로지(전기적 · 화학적 테크놀로지)와 두려움의 의식(부족함, 탐욕, 분리의 환상)이다. 새로운 과학과 고대의 지혜를 융합해 자연이 지닌 조화와 균형을 되찾을 때이다.

"인간의 큰 착각은 자신의 의식 상태 말고
다른 어떤 원인이 있다는 믿음이다."

—네빌 고다드Neville Goddard

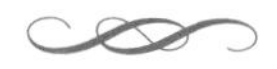

자신의 치유 설계자는 바로 자신이다

우리 시대 최고의 과학은 환경이 적절할 경우 인체의 모든 장기가 자가 치유할 수 있음을 보여준다. 척수 조직, 뇌 조직, 심장 조직, 췌장 조직, 전립선 조직 등 그동안 그럴 수 없다고 배웠던 조직들도 마찬가지다. 모든 장기들은 조건과 환경이 적합하면 실제로 스스로 회복하고 치유할 수 있게끔 만들어졌다.

그런 조건이란 무엇일까? 관건은 바로 그것이다. 우선 물, 공기, 섭취하는 음식의 질 등 환경적인 것이다. 또한 우리가 섭취하는 보충제, 조상들이 현대 의학의 출현 전부터 이미 알고 몸을 치유하는 데 효과적으로 사용해 온 약초 같은 화학적인 것도 있다. 이런 것들이 흥미로운 것은 사실이지만, 정말로 내 흥미를 끄는 것은 바로 내적인 환경이다. 이것이 바로 부처가 모든 사람은 자기 자신의 치유와 운명의 설계자라고 말할 때 의미했던 그 환경이다.

—그렉 브레이든

몸-마음의 연결이 그렉 브레이든이 말한 '내적 환경'으로, 어쩌면 이는 신체 건강에 가장 중요한 요소의 하나일 것이다. 우리

가 먹는 음식과 마시는 물, 들이마시는 공기 등 외부의 환경과 생활 습관적 선택들은 모두 우리의 건강 전반에 중요한 역할을 한다. 그러나 치유에 관한 한 아마도 가장 중요한 요소는 바로 우리 마음속 생각과 가슴속 감정일 것이다.

"몸은 우리가 가진 세계관의 살아있는 표현에 다름 아니다."
—칼 프레더릭Carl Frederick

현대 의학은 마음이 몸에 미치는 영향을 증명하는 신과학을 받아들이려는 시작조차 아직 하지 못했다. 이 책에서는 우리의 생각과 믿음belief, 감정이 건강에 어떻게 영향을 미치는지를 살펴볼 것이다. 어쩌면 그 영향은 식습관과 운동보다, 심지어 약보다도 훨씬 더 클지 모른다. 우리는 몸이 정말로 자가 치유되도록 만들어졌다는 사실을 알게 될 것이고, 이 내면의 강력한 치유 메커니즘을 활성화하는 방법을 살펴볼 것이다. 그렇게 우리 자신의 건강에 대한 주도권을 되찾을 것이다.

기존의 의학은 저만의 역할이 있고, 나는 신체에 대해 이렇게나 많이 알고 있는 시대에 사는 것을 감사하게 여긴다. 그러나 몸-마음 연결이 정말로 어떻게 작용하는지 알지 않는 이상 우리는 계속해서 두려운 세상 속에 무력한 희생자로 남을 수밖에 없다. 몸과 마음은 깊이 연결되어 있으며, 우리 모두는 주변의 세상과 깊이 연결되어 있다. 몸의 치유에 있어서 우리가 그동안 세뇌받은 것보다 훨씬 많은 일들이 가능하며, 이러한 진실이 드러날 때 우리는 힘 있는 선택들을 할 수 있고 매일을 가장 충만하게 살 수 있다.

우리 몸은 치유하도록 만들어졌을 뿐 아니라 튼튼하게 살아갈 수 있도록 설계되었다. 그리고 앞으로 알게 되겠지만, 그 답은 바로 우리 안에 있다.

"일 년 중 아무것도 할 수 없는 날이 딱 이틀 있다.
하나는 어제이고, 하나는 내일이다. 오늘이 바로 사랑하고,
믿고, 행하고, 무엇보다도 '살아갈' 바로 그날이다."
—달라이 라마

1장의 요점

- 이제는 만성 질환이 만연한 현실에 대처하고 건강과 편안함이라는 우리의 자연적 상태를 지지해 주는 변화를 만들 때이다.
- 사람들이 병원에 가는 것은 그 90퍼센트가 스트레스 관련 질환 때문이다.

- 스트레스는 기본적으로 신체적 · 화학적 · 감정적 스트레스로 나눌 수 있다. 모두 우리 몸의 균형을 깨뜨린다.
- 우리 몸에는 자연 지능이 있어서, 우리가 알아차리지 못할 때에도 우리를 계속해서 살아있게 하고, 자가 조절하게 하고, 재생하게 한다.
- 우리의 생각, 믿음, 감정은 신체 건강에 매우 강력한 영향을 미친다.
- 우리는 자신의 건강에 책임을 져야 하고, 몸-마음 연결을 활용할 방법을 찾아야 하며, 우리 모두의 안에 있는 강력한 치유자를 깨워야 한다.

2

몸은 기계가 아니다

우주의 비밀을 찾고 싶다면
에너지, 주파수, 진동의 관점에서 생각하라.
—니콜라 테슬라Nikola Tesla

보건 의료의 질, 특히 미국에서 보건의 질은 급속하게 떨어지고 있다. 비용은 올라가는 반면, 전반적 건강 상태는 낮아지고 있다. 미국 국가보건회의National Health Council에 따르면 "만성 질환은 약 1억 3,300만 미국인에게 영향을 주고 있다. 이는 전체 미국 인구의 40퍼센트 이상에 해당한다. 2020년까지 이 숫자는 약 1억 5,700만 명까지 증가할 것으로 예상되며, 이 가운데 합병증을 가진 이들은 8,100만 명에 달할 것으로 추정된다."[6] 미국 질병통제예방센터Centers for Disease Control and Prevention의 추산에 따르면, 만성 질환은 연간 보건 의료 비용 중 3조 3천억 달러를 소모하

게 하는 요인이다.[7]

솔직히 말해 현대 의학 모델은 우리에게 답을 주지 못하고 있다. 그러나 양자 물리학이나 후성유전학epigenetics 같은 새로운 과학이 우리 몸은 기존 의학이 설명해 왔던 것보다 마음과 감정에 훨씬 더 많이 연결되어 있음을 밝혀내기 시작했다. 한때 뜬구름 잡는 소리로 치부되던 것이 이제는 이러한 과학에 의해 뒷받침되고 있는 것이다. 침술, 소리 치료, 에너지 치료, 그리고 약초와 약선藥膳 요법 같은 치료법에는 아직도 대체 의학이라는 꼬리표가 붙는다. 사실 그런 방법은 우리 조상들, 고대 전통들이 수천 년간 사용해 왔고 그 효과도 입증된 것인데 말이다.

나는 영적으로 매우 영향력 있는 인물이자 템플턴 상Templeton Prize(1972년 미국의 사업가 템플턴이 창설하여 종교 활동의 증진 · 향상에 기여한 사람에게 주는 상—옮긴이) 후보였던 그렉 브레이든과, 왜 현재 의료 체계가 우리에게 답을 주지 못하는지를 두고 대화를 나눴다. 그의 말이다. "우리는 과학이 약 300년 전 아이작 뉴턴Isaac Newton이 물리학 법칙들을 공식화했을 때 시작되었다고 말합니다. 그런 법칙들은 인간 생명의 기원이 우연한 것이라고 말하죠. 우리는 우리 몸과 분리되어 있으며, 몸의 치유에 아무런 힘도 발휘할 수 없다고 말합니다. 또한 우리가 우리 몸 너머에 있는 세상과도 분리되어 있다고 말하고요. 우리가 내면에서 벌어지고 있는 일에도 별 영향을 주지 못할 뿐 아니라, 우리 몸을 넘어선 세상에서 벌어지는 일에도 영향을 줄 수 없다고 말합니다."

1859년, 찰스 다윈Charles Darwin은 진화론적 생물학의 토대로 여겨지는 《종의 기원*On the Origin of Species*》을 출간했다. 다윈은 자연이 경쟁과 투쟁, 즉 자연도태natural selection라는 모델에 기반해 있다고 주장했다. 그렉은 이 점에 대해 이렇게 말했다. "우리가 분리되어 있고 경쟁하고 있다는 다윈의 생각은 오늘날 우리의 삶과 세계에 너무 깊이 각인되어 있어서 거의 당연시되지요. 당대에 다윈은 지금 우리가 알고 있는 것을 알 방법이 없었습니다. 그는 세포나 신경돌기, 또 우리 역시 발견한 지 얼마 안 되는 DNA 같은 것들을 알지 못했어요. 지금 우리는 모든 것을 이어주는 장場이 존재한다는 것까지도 알지요. 이 장의 존재가 과학계에서 문제를 일으키고 있습니다. 수학은 이런 장이 없다는 것을 전제로 하고 있으니까요."

이것이 현대 의학에는 어떤 부정적인 영향을 미쳤을까?

과학이 바뀌고 있고, 우리도 그것을 따라가야 한다

우리가 데카르트Descartes, 뉴턴, 심지어 다윈의 연구에 입각한 의학적 사고방식을 도입한 지 이제 약 300년이 되었다. 즉 증상엔 아무런 의미가 없고, 몸은 조절할 수 있는 버튼과 레버가 달린 장기들이 들어 있는 기계라는 생각, 그리고 우리는 어떤 목적이 있어서 여기 와 있는 게 아니라 그저 죽는 날까지 살고 생존하려고 와 있다는 생각이 그것이다.

—켈리 브로건

뉴턴 물리학에서 비롯한 의학은 몸을 물리적 장치로 바라보며, 어딘가 잘못된 것이 있다면 물리적 기계의 메커니즘에 문제가 생긴 결과라고 여긴다. 이것은 1925년까지는 상당히 그럴싸하게 보였을 것이다.

1925년에 양자 물리학이라는 새로운 물리학이 나타났다. 양자 물리학을 통해 무엇이 드러났길래 그러느냐고? 음, 양자 물리학에서는 우리 눈에 보이지 않는 에너지가 있다고 말했다. 의학에서는 인간이 물리적 신체에 불과하기 때문에 이 점은 거론조차 되지 않는다. 그러나 우리가 물리적인 것이라고 인식하는 것들은 착각이라는 게 양자 물리학으로 밝혀진다. 물리적인 것이란 전혀 존재하지 않는다. 모든 게 에너지일 뿐이다.

아주 오래전 '영spirit'이란 단어는 물리적 영역에 영향을 미치는 보이지 않는 운동력이라는 뜻이었다. 양자 물리학이 우리를 다시 예전으로 데려가고 있다. 의학에서 무가치한 것으로 치부해 온 보이지 않는 힘들이 사실 모든 것을 통제하는 주요한 힘들이라고 믿던 시대로 말이다. 그렇다면 이렇게 물을 수 있을 것이다.

"그런 힘들로 무엇이 있는가?" 바로 마음과 의식consciousness이다. 그래서 몸을 지배하는 가장 강력한 힘을 되찾고 싶다면 생각이 중요하다고 하는 것이다. 마음에서 나오는 그 보이지 않는 에너지가 우리 몸을 규정할 뿐만 아니라 우리가 사는 세상과의 관계까지도 규정한다.

—브루스 립턴

20세기 말과 21세기 최고의 과학이 지금 과학지에 게재되는 새로운 발견들을 통해 지난 300년간 이어온 과학적 사고를 뒤집어엎고 있다. 자연의 근본 법칙은 다윈이 150년 전에 제안한 경쟁과 투쟁이 아니라 협동에 기반해 있다고 이제 과학은 말하고 있다. 생물학자들은 그것을 상호 협력이라 부른다.

우리 시대 최고의 과학은 또한 우리가 우리 몸과 깊이 연결되어 있다고 말한다. 뇌와 가슴에서 비롯하는 생각과 느낌과 감정과 믿음이 사실상 질병을 역전시킬 화학 반응을 유발할 수 있고, 우리 몸을 치유할 수 있으며, 서구 세계에서는 일반적으로 받아들이지 않던 방식으로 장수長壽를 촉진할 수 있다고 말하고 있다. 현대 의학은 우리 몸속의 생물학적 차원, 세포 차원에서의 분리와 경쟁, 투쟁이라는 낡은 개념에 기초해 있다.

—그렉 브레이든

우리 몸의 어느 부분이든 현미경으로 들여다보면, 가령 손을 들여다보면, 세포를 볼 수 있다. 세포 안을 들여다보면 세포 한가운데서 DNA를 볼 수 있다. DNA 안을 들여다보면 원자를 볼 수 있다. 원자 안을 들여다보면 그 안에는 아무것도 없다. 물론 양성자, 중성자, 전자 들이 있다. 그러나 놀라운 점은 원자 안은 99.9999999999999퍼센트가 빈 공간이라는 것이다. 양성자가 사과 크기라고 할 때 거기에 가장 가까운 전자는 소금 알갱이만 할 것이며, 이때 그 거리는 대략 2킬로미터 정도가 된다.

자, 이 정도가 바로 그 안의 공간이다. 말 그대로 그 공간은 πr^2(반지름이 r인 원의 넓이를 구하는 공식—옮긴이)이다. 입자들 자체는 사실 근본적으로 양자장量子場(quantum field)이라고 하는 것으로부터 나오며, 궁극적으로는 그저 에너지 파동이라고 생각할 수 있다. 입자들은 말 그대로 에너지의 진동이며, 나는 그것이 대상을 견고하고 영구적인 것이라고 생각하던 것에서 변화와 치유가 가능한 것으로 생각하는 쪽으로 우리 마음을 바꿔놓을 것이라고 본다.

—데이비드 R. 해밀턴

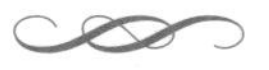

양자 물리학과 후성유전학 같은 과학의 새로운 발견으로 우리는 몸을 바라보는 방식을 조정하지 않을 수 없게 되었다. 양자 물리학 연구는 이제 우리가 장場을 통해 연결되어 있으며, 모든

물질은 사실상 진동하는 에너지 파동으로 이루어져 있고 그 에너지 파동은 생각과 의도에 의해 바뀔 수 있음을 입증하고 있다. 후성유전학에서의 새로운 발견들은 우리가 단순히 유전자의 희생양이 아니며, 유전자는 그저 청사진에 불과하다는 것, 그리고 우리는 생각과 감정, 생활 방식의 선택을 통해 유전자를 활성화하거나 비활성화할 수 있다는 것을 보여주고 있다. 기존의 의학 모델에서는 이러한 신과학을 받아들이지 않고 있지만, 신과학에서는 모든 것이 에너지라는 것, 우리 몸 안과 밖의 모든 것이 연결되어 있다는 것, 그리고 우리의 생각과 믿음과 감정 및 생활 방식의 선택이 몸에 영향을 준다는 것을 입증하고 있다.

전인 의학

기존 의학 대 전인全人 의학holistic medicine에 대해 논할 때 '전인적'이라는 말이 정말로 무슨 뜻인지 짚고 넘어갈 필요가 있다. 그 단어에 계속해서 따라붙고 있는 오명이 있기 때문이다. 많은 사람들이 전인 의학은 과학이나 제대로 된 연구에 기반해 있지 않다고 생각한다. '전인적'이라는 단어는 우리의 개별 부분이 아니라 전체 체계를 치료하고 치유하고자 한다는 뜻일 뿐이다.

전문화 · 세분화된 의학이 '전체' 유기체가 아니라 단 하나의 장기나 부위만 다루는 것과는 반대로 전인 의학은 마음과 몸 전체를 모두 다룬다.

철학적으로 '전인적'이란 말은 또 서로 연결되어 있는, 오직 전체 체계에 의해서만 설명되는 각 부분들의 합이라는 의미도 지닌다. 전인 의학은 따라서 신체적 증상뿐 아니라 정신적·감정적·사회적 요소를 모두 고려한다. 이것이 바로 많은 이들이 전인 의학을 효과적이면서도 인간적이라고 느끼는 이유이다. 단지 환자가 아니라 인간으로 다뤄진다고 느끼기 때문이다. 이제 전문가들도 몸과 마음이 복잡하게 얽혀 있으며 우리가 서로와 또 환경과 깊이 연결되어 있다는 데 동의하는 만큼, 전인 의학이 최적의 건강 상태에 이르는 훨씬 효과적인 방법이라는 견해가 상당히 설득력 있다.

기존 의학이 늘 효과적이지 않은 이유

한동안 적절히 활용해 온 의학 모델의 한계에 직면함에 따라 우리는 지금 불편한 과도기에 있다. 오늘날 환자들이 보여주고 있는 질병의 유형은 복잡한데, 이것은 여러 체계들 간의 상호 연결성을 깊이 탐구하는 훈련을 받지 못했거나 그럴 여력이 없는 주치의와 20분가량 면담하는 것으로는 해결될 수 없다. 우리는 늘 그런 체계들이 별개이며 분리되어 있다고 교육받았다.

—켈리 브로건

우리의 보건 의료 시스템은 병들었다. 의사와 보험 회사는 기본적으로 증상만 다룰 뿐 근본 원인에는 접근하지 못하며, 많은 경우 환자를 온전한 인간으로 다루지 않는다. 그들은 증상에 따라 약을 주는데 거기에는 부작용이 따른다. 그래서 악순환이 계속된다. 독이 더 쌓이고, 병이 더 생기고, 건강 상태는 더 나빠진다.

—마이클 B. 벡위스

병의 근본 원인을 알아야만 마침내 자유로워질 것이다. 사람들은 "내가 애초에 왜 이런 문제를 갖게 되었을까?" 질문하지 않고 그저 해결책만 찾고 있다.

—피터 크론

기존 의학은 낡은 신념 체계에 빠져 있으며 병의 원인을 유전자나 생화학과 연관시키는 사고에 갇혀 있다. 따라서 제약 산업이 대단한 구세주일 수밖에 없다. 왜? 우리의 건강을 회복시켜 줄 화학 반응을 약이 일으키기 때문이다. 물론 그것은 전적인 거짓으로 판명되었다. 사실상 자연스레 생겨나는 질병이란 거의 존재하지 않는다. 실제로 2형 당뇨병은 100퍼센트 유전자와 관계가 없으며 오로지 생활 방식과 관련된다. 심혈관 질환의 90퍼센트 이상은 그 개인의 장기臟器 문제와 아무런 관련이 없다. 바로 스트레스를 다룬 방식의 결과일 뿐이다.

—브루스 립턴

생활 방식을 바꾸면 거의 모두가 2형 당뇨병을 몇 달 안에 고칠 수 있으며, 병은 말끔히 사라질 것이다. 탄수화물을 끊고 운동을 시작하라. 인스턴트 음식을 끊어라. 저탄수화물 유기농 식품을 먹어라. 그러면 인슐린 감수성이 스스로 제자리를 찾을 것이다. 이것이 바로 우리가 스스로를 위해 할 수 있는 일이다. 바로 그래서 만성 질환은 진정 생활 방식을 바꾸고 마음 자세를 바꿀 기회가 되는 것이다.

—조앤 보리센코

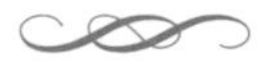

몸은 의사소통의 장치

우리는 단지 인체 세포들의 집합체만이 아니다. 우리는 사실 수조 개의 인체 세포와 미생물로 이루어진 초유기체superorganism이다. 미생물은 박테리아와 같은 미세 유기체로, 사실상 우리 몸의 전체 기능에서 필수 역할을 하며, 이러한 미생물들이 모여 미생물 군집을 형성한다.

브루스 립턴은 미생물 군집이 무엇이고 어떻게 활동하는지를 이렇게 설명했다. "현재 우리는 우리 몸속에 세포만큼이나 많은 미생물, 박테리아, 기생충이 있다는 것을 알고 있다. 이런 미생물들이 침입자일까? 대답은 '아니오'이다. 우리는 그것들 없이는 살 수 없다. 미생물 군집, 즉 몸 안에 살고 있는 박테리아 군집을 제거한다면 당신은 죽을 것이다. 박테리아는 우리 생명에 붙어 있는 단순한 부속물이 아니다. 삶에 필요한 것이다. 몸속의 박테리아, 미생물 군집은 소화에도 필요하고, 전체 체내 시스템을 운영하는 데도 필요하다. 몸속의 유전자와 박테리아는 서로 피드백을 주고받는다. 공동체를 이루고 있는 것이다."

의사소통은 우리 몸속의 미생물 군집과 인체 세포 간에 이루어질 뿐 아니라, 우리 세포와 주변 환경 또는 세계 간에도 이루어지고 있다. 소름이 끼치면서 팔뚝의 솜털이 쭈뼛 선 적이 있는가? 이런 현상은 위협이나 추위를 느껴서 체내에 아드레날린이 방출될 때 발생할 수 있다. 이는 또 일관성 있는 주파수나 일관성 없는 주파수, 흔히 말하는 주변의 좋은 느낌이나 나쁜 느낌에 대한 반응으로 나타날 수도 있다. 이러한 전기적 · 화학적 피드백 체계는 전부 우리의 생존을 위해 존재하는 것이다.

이처럼 훌륭한 피드백 메커니즘의 또 다른 예가 증상이다. 증상은 몸 안에서 불균형이 진행되고 있다는 증거이다. 증상은 우리 몸이 우리와 나누고자 하는 대화, 즉 우리에게 뭔가가 잘못되어 있으니 주의가 필요하다고 알려주는 경종과 같다. 서구 의학의 문제점은 즉각적인 증상 완화를 위해 대개 증상을 약물로 제거하거나 억누르기부터 한다는 것이다.

"증상은 내 주의를 끌고자 발동하는 화재 경보기와 같다.
주의를 끌기 위해 화재 경보가 발동했을 때, 최종 치료법은
그 화재 경보를 울리지 않게 하는 것이어서는 안 된다.
그 연기를 일으킨 불을 끄는 것이어야 한다."
—제프리 톰슨

현대 의학 모델은 전문화에 기초해 있다. 피부과, 신경과, 마취과, 외과, 소아과, 병리학과, 줄기세포 생물학과 등등 각 분야에는 전문가들이 있다. 전문화된 방식으로 의사들을 교육할 때 생기는 문제는 그들이 증상을 자기 전문 분야의 관점 및 언어로만 바라보며, 많은 경우 체내의 모든 세포와 조직, 체계가 적응과 자가조절, 치유를 위해 협력하도록 만들어진 복잡한 복합체의 일부라는 사실을 존중하지 않는다는 점이다. 몸의 특정 부분만 치료할 때, 그 약이나 외과적 개입, 여타 종래의 치료법은 전체 체계의 기능과 의사소통을 외면해 버린다.

현대 의학은 여전히 유용한가?

그렇다면 의학이 전부 다 부정적이라는 뜻일까? 당연히 그렇지 않다. 의학은 외상을 입은 경우 경이로운 일을 한다. 가령 내가 몸을 다쳤을 때—차 사고가 나서 탈장이 되었다고 해보자—나를 카이로프랙터에게 보내지 말길 바란다. 그때 내게 필요한 건 마사지 치료사도 아니고, 동종 요법도 실제로 도움이 안 된다. 내가 원하는 건 외과 의사이다.

—브루스 립턴

의학은 유용하다. 의약품, 치료적 개입, 외과 수술 등은 유용하다. 그러니까 급성 질환에는 말이다. 그러나 만성 질환을 갖고 있다면—암이든, 심장병이든, 자가 면역 질환이든—전인적 접근법을 써라. 다시 말해 몸과 마음, 감정에 관련된 모든 치유법과 에너지 치유, 심지어 원격 치료까지도 활용하라. 당신의 몸과 마음, 감정의 경험에 영향을 줄 수 있는 것이라면 뭐든지 활용하라.

—디팩 초프라

지구상에 완전 침투성 유전 조건을 갖고 태어나는 사람들은 5퍼센트도 되지 않는다. 나머지 95퍼센트의 경우 질병은 생활 방식과 행동, 선택 들로 인해 만들어진다. 따라서 의학 모델은 가령 팔이 부러졌거나 맹장염에 걸렸을 때와 같은 급성 질환들에서는 굉장히 훌륭한 역할을 한다. 그럴 때는 응급 치료를 받는 게 좋은 생각이다. 그러나 생활 방식의 변화가 필요한 만성 질환의 경우 대부분은 화학 물질을 취하는 것만으로는 충분하지 않다.

—조 디스펜자

지금까지 우리는 응급 관리 방식을 만성 질환에도 적용해 왔다. 그리고 바로 그 이유로 미국인의 절반이 무려 다섯 가지 약을 복용하고 있으며, 그런데도 여전히 건강 상태가 좋지 못하다. 기능 의학functional medicine에서는 이런 비유를 사용한다. 발바닥에 유리 조각이 박혔다고 해보자. 우리는 그 위에 일회용 반창고를 붙일 수도 있고, 타이레놀 한 알을 먹을 수도 있다. 하지만 그보다는 어떻게 유리 조각을 빼낼지를 알아내는 게 훨씬 더 이치에 맞다. 그렇지 않은가?

—켈리 브로건

완전 침투성fully penetrant 유전 조건이란 특정 유전자나 유전적 변이 때문에 생활 방식의 선택과 무관하게 병이나 질환이 100퍼센트 나타날 수밖에 없는 상태를 가리킨다. 디팩 초프라, 조 디

스펜자, 브루스 립턴 모두 완전 침투성 조건은 전 세계 인구의 약 5퍼센트에 불과하다는 데 동의한다. 다시 말하면 나머지 95퍼센트에게는 생활 방식의 선택을 통해 자신의 건강을 바꿀 힘이 있다는 뜻이다.

유전 질환을 갖고 있다면 의사를 찾아가 본인 질병의 침투도에 대해 상담을 받아보는 것이 좋다. 만일 완전히 침투적이지 않은 질환이라면 질병의 발현에 자신이 어느 정도는 영향을 미치고 통제력도 가질 수 있다. 일단 식습관, 생각, 감정, 스트레스 수치, 수면의 질 등이 모두 우리의 신체 건강과 안녕에 어떤 역할을 한다고 여긴다면, 이러한 요소를 고려하면서 우리를 전인全人으로 대해줄 의사나 치료사를 찾아갈 수 있다. 자연 요법 의학, 생활 방식 의학, 통합 의학, 기능 의학은 모두 환자를 전인으로 보고 또 치료하는 분야들이다.

다시 말하지만 기존 치료법과 제약製藥 의학이 전부 부정적인 것은 아니다. 때로는 전체 상황을 고려해 몸 전체 시스템의 건강을 희생하고서라도 생명을 살리는 수술이나 치료를 하는 쪽을 선택해야 할 때도 있다. 살아남기 위해서 말이다. 우리는 경이로운 인명 구조의 기술을 가진 시대에 살고 있으니 극히 운이 좋은 것이다. 그러나 그러한 방법들은 대부분 급성 질환, 응급 상황에 사용되어야 한다. 만성 질환의 경우에는 삶의 정신적 · 감정적 · 영적 · 물리적 측면을 모두 고려해야 한다.

• 의사가 당신을 전인으로 대하고 있는가? 전문의에게 진료를 받고 있다면 그가 자신의 전문 분야가 몸의 나머지 시스템과 어떻게 연결되고 상호작용하는지 고려하고 있는가? 그가 식습관, 스트레스, 감정 상태 같은 것들을 고려하고 있는가?

물의 에너지

일본 과학자 에모토 마사루江本勝는 1990년대에 물과 주파수로 흥미로운 연구를 했다. 2008년, 에모토 박사는 연구 결과를 과학탐구협회의 학술지 《과학 탐구 저널 *Journal of Scientific Exploration*》에 게재했다.

그는 병 여러 개에 물을 담고 서로 다른 낱말을 적은 쪽지를 붙이는 식으로 물에게 의도를 내보냈다. 예를 들어 어떤 병에는 '증오'라는 낱말을 써 붙이고, 다른 병에는 '사랑'이라는 낱말을 써 붙였다. 각 병에서 물의 냉각 샘플을 취해본 결과, 에모토 박사는 '사랑'이라고 적혀 있던 물병의 물이 아름답고 완벽히 대칭적인 결정結晶을 이루었다는 사실을 발견했다. '증오'라고 적힌 물병의 물의 결정은 흐트러지고 기형적인 형태를 보였다. 이 실험의 사진은 에모토 박사의 책 《물은 답을 알고 있다*The Hidden Messages in Water*》(한국어판 제목—옮긴이)나, 웹사이트 www.masaru-emoto.net에서 온라인으로 확인할 수 있다.

그는 또한 어떤 언어로 쓰였든 "고맙습니다"라는 말에 노출된 물이 아름다운 대칭 결정을 형성하는 것을 보았다. 그 반면 "이 멍청아"라든지 여타 비하하는 말에 노출된 물은 흐트러지고 깨진 결정을 형성했다. "온 우주가 진동 상태에 있으며, 모든 것은 고유한 주파수를 생성해 냅니다. 각각이 독특하죠." 에모토 박사의 설명이다.[8] "물은 세상이 뿜어내는 고유한 주파수에 아주 민감하기 때문에, 근본적으로 그리고 효율적으로 외부 세상을 비춰주지요."[9]

이 발견이 매우 유의미하다고 생각되는 건 우리 몸의 70퍼센트가 물로 이루어져 있기 때문이다. 에모토 박사의 연구는 주변 환경의 에너지와 의도가 우리 몸의 건강과 기능에 직접적으로 영향을 미친다는 사실을 보여준다. 에너지와 생각은 우리의 혈액, 세포, 세포 조직의 주파수를 바꿀 수 있다. 그래서 나는 "난 충분하지 않아"처럼 힘을 앗아가는 믿음에서 나오는 부정적인 혼잣말이 신체 건강에도 영향을 미칠 수 있다고 믿는다. 너무나 많은 이들이 몸무게가 완벽하지 않을 때, 실수를 했을 때, 혹은 관계에서 배신을 당했을 때 스스로를 몰아세우고 스스로에게 비하하는 말을 한다.

에모토 박사의 연구에 따른다면, 부정적인 생각과 혼잣말이 우리의 세포에 어떤 영향을 줄지 상상할 수 있겠는가? 그의 연구는 나아가 사랑과 감사의 주파수는 치유력이 있고 자연과 조화를 이루는 반면, 증오나 두려움 같은 부정적인 주파수는 해로울 뿐더러 질병에 버금가는 영향을 미칠 수 있다고 말한다.

에모토 박사의 실험에 논란이 있을지 모르겠지만, 그의 발견들은 생각과 의도가 몸이라는 물질에 정말로 영향을 미친다는 사실을 나에게 다시 한 번 확인시켜 주었다.

"물은 우리가 볼 수 없는 것을 보여주는 거울이다.
우리 현실의 청사진인 것이다. 현실은 단 한 가지
긍정적인 생각만으로도 바뀔 수 있다."
—에모토 마사루

근본적 치유 또는 자연 치유

난치병 상태의 암에서 회복된 경우라든지 수치상으로 기대할 수 없는 상황이었는데 회복된 경우 그것을 근본적 치유radical remission 혹은 자연 치유spontaneous remission라고 한다. 하버드대학교에서 수학한 암 연구가 켈리 터너Kelly Turner 박사는 10년 넘게 근본적 치유를 연구해 왔다. 이 연구는 근본적 치유로 살아남은 세계 각국의 생존자들, 그리고 그들이 그러한 치유를 이뤄낼 수 있도록 도운 놀라운 치유자들을 인터뷰하면서 시작되었다.

그때부터 켈리는 1,500건이 넘는 사례를 분석했고, 근본적 치유를 보인 생존자들과 250회 이상의 심층 인터뷰를 진행했다. 생존자들은 직업, 인종, 종교, 연령도 다양했고, 무엇보다 암의 종류도 다양했다. 그녀는 자기가 발견한 것들을《하버드 의대는 알려주지 않는 건강법*Radical Remission*》(한국어판 제목—옮긴이)이라는 혁신적인 저서에 담았다.

"근본적 치유는 모든 암 유형에서 입증되고 보고되었어요"라고 켈리는 나에게 말했다. "그런 병에서 치유된 사람들 사례가 있다는 걸 알면 굉장히 희망적이죠. 그러니까 췌장암에 걸린 사람에게도, 폐암 4기 환자에게도, 심지어 수술로도 치료할 수 없다고 했던 뇌종양 환자에게도요. 그렇다면 우리 모두 내일 나을 것이라는 뜻일까요? 그건 아니에요. 하지만 그런 사례들이 연구할 가치가 있다는 뜻이고, 거기에 우리가 배워야 할 놀라운 것이 있다는 뜻이죠."

"전체적으로 저는 사람들이 회복하기 위해서 한 일들을 75가지도 넘게 발견했습니다. 이 75가지 치유 요소들을 한 사람이 다 사용했다는 건 물론 아니에요. 자료를 더 깊이 들여다보니 모두가 공통적으로 사용한 요소가 아홉 가지 있더군요. 그들이 (이런 요소들을) 먼저 말했고, 저는 그저 듣기만 했죠. 근본적 치유 생존자들이 사용한 아홉 가지 요소들 중에서 오직 두 가지만이 물리적인 것이었습니다. 나머지는 정신적 · 감정적 · 영적인 것이에요. 그 사실에 저는 마치 뒤통수를 세게 얻어맞은 것 같았어요. 그러니까 정신적 · 감정적 작업으로 면역 체계를 활성화할 수 있는 방법이 정말로 있다는 것이죠. 물론 방대한 과학이 그 점을 뒷받침하고 있습니다."

근본적 치유의 아홉 가지 주요 요소

1. 식단을 근본적으로 바꾸기
2. 자기 건강을 주도적으로 다스리기
3. 직관을 따르기

4. 약초와 보조제를 쓰기
5. 억눌린 감정을 풀어내기
6. 긍정적인 감정을 늘리기
7. 사회적 지지를 받아들이기
8. 영적 연결을 깊게 하기
9. 살아야 할 강력한 이유를 갖기

물론 켈리의 연구는 암에만 적용되지만, 나는 이 아홉 가지 주요 요소가 다른 만성 질환에도 적용될 수 있다고 본다. 또한 아홉 가지 요소 중 오직 두 가지만이 물리적이라는 점도 매우 흥미롭다고 생각된다. 이는 병에서 낫고 싶거나 최적의 건강 상태에 이르고 싶다면 고려해야 할 사항 중 오직 20퍼센트만이 물리적인 것이며, 어쩌면 가장 중요한 부분은 정신적 · 감정적 · 영적인 작업일 수 있음을 보여주는 좋은 사례이다. 켈리의 연구는 나에게 만성 질환을 치유하는 데 왜 전인적 접근이 가장 효과적인 방법인지 더욱 분명히 확인시켜 주었다.

치유에 정신적 · 감정적 · 영적 측면들이 얼마나 결정적인 작용을 하는지 보여주는, 근본적 치유의 놀라운 사례 중 하나가 바로 아니타 무르자니의 이야기이다. 아니타는 몸이 아무리 심하게 손상된 것처럼 보일지라도 조직은 재생할 수 있고, 기능은 복구될 수 있으며, 몸은 치유될 수 있음을 보여준 살아있는 증거이다.

아니타 무르자니의 이야기

2006년 2월 2일은 아니타 무르자니의 생의 마지막 날이었어야 했다. 4년 전, 목에 혹이 생기면서 그녀는 림프종 판정을 받았다. 이제 그녀의 두개골 아래쪽과 목 주변, 겨드랑이, 가슴팍, 복부에 이르기까지 종양이 퍼져 있었고 그중엔 레몬만 한 것들도 있었다. 몸은 너무 쇠약해져서 장기들이 하나씩 기능을 멈추고 있었고, 급기야 아니타는 혼수 상태에 빠졌다. 의사들은 아니타의 가족에게 이게 마지막 순간이 될 거라고 했다.

아니타는 혼수 상태에 있는 동안 다른 영역으로 갔고 거기에서 돌아가신 아버지를 느꼈다고 했다.

> 어린 시절, 아버지와 저는 관계가 아주 안 좋았어요. 십대, 그리고 이십대가 되어서도 부모님은 제가 중매결혼을 하기를 바라셨는데, 힌두교 문화에서는 아주 정상적인 것이었죠. 하지만 저는 홍콩에서 학교를 다녔고 영국식 가치관으로 교육을 받았기 때문에 중매결혼을 하고 싶지 않았어요. 그래서 부모

님 뜻을 거역했죠. 내가 아버지를 실망시켰고, 난 절대로 아버지가 원하는 딸이 될 수는 없다는 느낌이 언제나 남아 있었어요.

그런데 제가 이제 다른 영역에서 아버지와 함께 있었죠. 그리고 아버지로부터 느껴지는 것이나 내가 아버지를 향해 느끼는 건 오로지 순수하고 조건 없는 사랑뿐이었어요. 아버지는 제가 한 모든 행동에 대해서 아무 판단도 갖고 있지 않았어요. 바로 그 순간 저는 완전히 그리고 전적으로 명료한 상태에 다다랐죠. 바로 그 명료한 상태 속에서 전 왜 제가 암에 걸렸는지를 깨달았어요. 그때까지 제가 삶에서 해온 모든 선택과 결정이 전부 다 두려움에서 나왔다는 것을 알게 되었죠.

이제 이 진실을 알게 된 아니타는 다시 몸으로 돌아간다면 병이 나으리라는 걸 깨달았다. 그러나 그래도 몸으로 돌아가고 싶지는 않았다. 그 영역에서 느끼는 어마어마한 사랑, 그리고 아버지와 연결된 느낌이 너무나 좋았기 때문이다. 그러나 아버지는 그녀에게 돌아가서 목적을 마저 이뤄야 한다고 말했고, 바로 그 순간 아니타는 본인이 혼수 상태에서 깨어나는 것을 느꼈다. 여기서, 혼수 상태에서는 절대로 알 수 없는 것들을 아니타가 인지하고 있었다는 점을 반드시 주목해야 한다. 깨어났을 때 아니타는 혼수 상태에 있을 때 자신을 돌봐준 의사의 이름을 불렀다.

전에 한 번도 만나본 적이 없는 의사였다. 그리고 의식 없이 누워 있을 때 간호사가 자신에게 한 행동들도 자세하게 설명할 수 있었다. 또한 남편과 의사가 병실로부터 10여 미터 떨어진 복도에서 나눈 대화까지도 세세하게 설명했다.

혼수 상태에서 깨어나고 나서 약 일주일 뒤 의사들은 아니타의 종양이 그들이 그때까지 본 어떤 종양보다도 빨리 사라지는 것을 실제로 확인할 수 있었다. 5주가 되어갈 즈음, 아니타의 몸에 힘이 생기고 암은 흔적조차 찾을 수 없어 의사들은 그녀를 퇴원시켰다. 그렇게 해서 아니타는 자신의 삶, 암에서 자유로워진 삶을 살게 되었다. 아니타는 자신에게 신체적으로 일어난 일을 입증할 수 있는 의료 기록을 전부 가지고 있다.

임사 체험 동안 아니타는 삶을 바라보는 관점이 극적으로 바뀌었다. 삶을 두려움의 렌즈를 통해 바라보던 것에서—판단의 두려움, 다른 이들이 어떻게 생각할까 하는 두려움, 실패의 두려움 등등—사랑의 렌즈로 보게 된 것이다. 몸은 그녀의 의식의 변화에 반응해 치유되었다. 놀랍지 않은가!

우리는 다음과 같은 점을 눈여겨볼 필요가 있다. 아니타는 이 여정의 초반기에는 항암 화학 요법을 받았고 그것 외에도 여타 서구적 방법들을 추구했다. 하지만 혼수 상태에 들어가 임사 체험을 할 즈음 그녀의 상태는 너무도 악화되어 의사들이 가족에게 작별 인사를 준비하라고 말했을 정도였다. 그 상태에서 치유된 상태로 나아가는 데 바뀐 것은 단 하나 바로 삶에 대한 그녀의 관점이었다. 아니타의 케이스(그녀의 이야기는 《그리고 모든 것이 변했다》를 통해 자세히 만날 수 있다–옮긴이)는 우연한 기적일까? 아니면 그녀에게 일어난 일을 연구해서 더 많은 이들이 이런 경이로운 변형을 경험하도록 할 수 있을까?

2장의 요점

- 과학은 진화하고 있으며, 우리는 몸이 단순히 물리적 장치라는 개념을 넘어서도록 생각을 수정해야 한다.
- 전인 의학은 한 사람의 신체적 증상뿐 아니라 정신적 · 감정적 그리고 생활 습관적 요소들을 고려한다. 이제 전문가들이 우리의 몸과 마음이 복잡하게 연결되어 있으며, 우리가 서로와 또 환경과 깊이 연결되어 있다는 점에 동의하는 만큼, 전인적 접근법이 건강과 안녕에 필수적이라는 것이 논리적인 귀결이다.
- 몸은 인체 세포와 그보다 더 큰 미생물 군집의 집합으로 구성되어 있으며, 이것들은 계속해서 상호 작용을 하면서 적응하고, 자가 조절하고, 치유한다.
- 기존의 전문화된 증상 치료법은 전체 신체 체계의 기능과

그들 간의 의사소통을 도외시할 수 있다.

- 근본적 치유는 암의 종류를 막론하고 세계 각국의 생존자들에게서 발견된다.
- 생존자들이 스스로를 치유하는 데 사용한 아홉 가지 주요 요소가 있으며, 그중 오직 두 가지만이 물리적이다. 나머지는 정신적 · 감정적 · 영적인 것이다.

3 잠재의식의 힘

마음이 모든 것이다.
우리는 우리가 생각한 대로 된다.
—부처의 말로 추정

아니타 무르자니는 삶에 대한 인식 말고는 바꾼 게 없었고, 그녀의 몸은 거기에 반응하여 치유되었다. 의사들과 사랑하는 이들이 점점 더 악화되는 그녀의 몸 상태로 볼 때 불가능하다고 믿었던 것을 그녀는 이뤄냈다.

세상이 삶에 대한 믿음에 기반해 있다는 것을 우리는 어떻게 해석해야 할까? 두 종류의 사람이 있다는 말을 많이 들어보았을 것이다. 어떤 이들은 비유적으로 말해 '장밋빛 안경'을 끼고 삶을 긍정적으로 바라본다. 어떤 이들은 비관주의자여서 삶을 어둡고 냉소적인 렌즈로 바라본다. 우리 인식의 색깔은 우리의 핵심 믿음 체계들에 의해 결정되며, 이것들은 대부분 유아기에 형성된다.

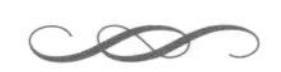

믿음이 시작되는 시기

세상을 바라보면 우리가 사실 잠재의식을 통해 살아가고 있다는 것을 알 수 있다. 우리의 잠재의식에 들어 있는 프로그램들은 주로 생후 7세까지 어머니, 아버지, 형제자매, 사회 등 다른 사람들의 행동을 그대로 흡수함으로써 형성되었다. 이 프로그램들 대부분, 즉 70퍼센트 정도가 부정적이고, 힘을 빼앗아가며, 자기 파괴적인 것이다.

—브루스 립턴

어린 시절에 우리는 기본적으로 세상을 향해 열려 있는 스펀지와 같아서 주변 사람들, 우리가 접하게 되는 사람들의 패턴을 그대로 받아들인다. 그래서 만일 양육자가 의식적으로 깨어 있고, 자기 감정을 다스릴 줄 알며, 건강한 방식으로 상처를 치유할 수 있는 사람이라면, 그건 아주 다행한 일이다. 그러나 내가 아는 이들 중 이런 가족 안에서 자라는 축복을 받은 사람은 극소수다.

—그렉 브레이든

초기의 조건화는 생각에서부터 감정, 인식, 신체에 이르기까지 모든 것에 영향을 준다. 아이가 관심과 애정, 인정, 수용, 사랑, 기쁨을 충분히 받았다면 그런 경험은 자가 조절을 잘하고 항상성을 잘 유지하는 건강한 몸을 만들 것이다. 그 반면 아이가 수용과 애정, 인정을 받지 못하면 분리의 느낌, 나아가 두려움의 느낌이 형성된다. 그것은 궁극적으로 화나 적대감, 분개, 불만, 죄책감, 수치심, 우울 등으로 표현될 것이다. 즉 분리를 만들어내는 것이다.

이제 이런 말은 진부하게 들릴지 모르지만 그래도 해야겠다. 우리에게 한편에는 사랑이 있고, 다른 한편에는 두려움이 있다. 사랑은 삶에 연결되어 있는 것이고, 두려움은 연결이 끊어져 있는 것이다. 그 두려움이 바로 내가 앞서 항상성과 자가 조절 기능을 파괴한다고 언급한 모든 역기능적 감정들의 근본이다. 이것이 결국에는 '편치 않음dis-ease', 즉 질병이 된다. 불편함에서 시작했지만 결국에는 질병이 되는 것이다.

—디팩 초프라

믿음은 인식에 영향을 준다. 우리는 진실을 인식하지 않는다. 우리가 믿는 것을 인식할 뿐이다. 자, 어떤 믿음들은 진실로 우리에게 힘을 주며, 삶을 긍정하게 만들고, 가장 훌륭한 모습의 자신이 되도록 한다. 이 스펙트럼의 반대편에는 제한적인 핵심 믿음이 있는데, 이것은 궁극적으로 말하면 우리가 소화하지 못해 완전히 형성되지 않은 어떤 순간의 기억들이다. 가령 알코올 중독이든 가정불화든 트라우마가 있는 가정 환경에서 자랐다고 해보자. 그런 순간 우리의 감정을 소화할 도구들을 갖고 있지 못하다면 우리는 완전하게 형성되지 못한 기억을 만들게 된다. 우리는 그 기억을 통합해 내지 못하고, 따라서 그것은 제한적인 핵심 믿음이 된다.

그 제한적인 핵심 믿음은 세 가지를 만들어낸다. 첫 번째는 인식의 렌즈이고, 두 번째는 삶에서 취할 것을 걸러내는 필터이며, 세 번째는 중력 혹은 끌개장attractor field이다. 우리는 결국 자신과 세상을 여전히 갈등과 트라우마, 드라마로 점철된 환경에 놓인 네 살배기의 눈으로 바라보게 된다. 우리는 색깔과 소리, 냄새와 맛이 우리의 느낌을 자극할 때마다 그 순간의 기억을 되살리고 그때의 감정을 느낀다. 그러고는 마치 그 기억이 처음으로 일어나고 있는 일인 양 반응한다. 나아가 이때 우리가 느끼는 것도 실은 우리가 끌어당긴 것이다.

그래서 우리는 잠재의식에서 벗어나려고 시도해 볼 수 있다. 그것은 마치 자신의 그림자에서 벗어나려는 시도와 같다. 하지만 우리는 그렇게 할 수 없다. 오히려 뒤돌아서 그것을 마주해야 한다. 삶의 문제를 일종의 문門으로 보고, 이러한 증상과 스트레스 요인이 우리를 깨우기 위해서 존재하는 유의미하고 매우 지적인 것임을 알아차려야 한다.

—대런 와이스먼

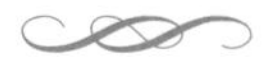

기억해야 할 중요한 요점이 세 가지 있다. 우선, 우리 잠재의식 속에 프로그래밍된 것 대부분은 다른 이들로부터 왔다.(그것들은 우리 자신의 믿음들이 아니다!) 그 다음, 우리가 가진 핵심 믿음 체계의 약 70퍼센트가 안타깝게도 부정적이며 힘을 빼앗아가는 것들이다. 마지막으로, 우리가 감정을 소화할 도구들을 갖고 있지 않을 때, 감정은 완전히 형성되지 않은 기억의 상태로 우리의 잠재의식과 몸 속에 갇혀버린다.

'잠재의식subconscious mind'이라는 단어는 마음의 배후 혹은 의식 너머에 존재하거나 거기서 작동한다는 의미이다. 다시 말해 우리는 우리의 삶을 끌어가는 믿음들의 존재를 알아차리지도 못하는 경우가 많다는 것이다! 대런 와이스먼은 삶 속의 문제와 상황을 우리의 잠재의식에 대한 피드백 혹은 그곳에 이르는 문으로 볼 것을 권한다. 우리가 가진 문제들은 잠재의식 속에 있는 우리의 제한적이고 부정적인 믿음을 알아차리도록 하기 위해서 있는 것이다. 우리가 깨어나서 더 이상 우리에게 유익하지 않은 것들을 바꿀 수 있도록 말이다.

"세상을 바라보는 방식을 바꿀 때
당신이 바라보는 세상이 바뀐다."
—웨인 다이어Wayne Dyer

후성유전학의 초기 발전

1968년, 나는 줄기 세포를 복제하는 법을 배우고 있었다. 그때는 전 세계에 줄기 세포가 무엇인지 아는 사람조차 많지 않았으니, 나는 흥미로운 발견을 할 만한 적절한 때와 장소에 있었던 셈이다. 줄기 세포 하나를 배양균에 넣자 그것은 10~12시간마다 분열했다. 처음에는 하나였다가 그 다음은 두 개, 네 개, 여덟 개, 열여섯 개, 서른두 개가 되는 식으로 배가되더니 최종에는 유전적으로 동일한 세포 5만 개가 만들어졌다.

그러나 내가 한 실험은 그게 아니었다. 나는 세포를 페트리 접시(세균 배양 등에 쓰이는 둥글넓적한 접시—옮긴이) 세 개에 나누어 올리고, 배양기培養基의 화학적 구성을 다양하게 바꿔보는 실험을 했다. 배양기는 혈액에 해당한다. 그래서 가령 쥐의 세포를 키우려고 한다면 나는 쥐의 혈액을 살펴보고 그게 무엇으로 만들어졌는지 분석한 다음 일종의 인공 배양기를 만들어보는 것이다. 그래서 나는 유전적으로 동일한 세포를 접시 세 개에 올려놓고, 각각의 접시에 화학 물질을 이용해 약간씩 다른 환경을 조성했다. 첫 번째 접시에서는 근육이 형성되었고, 두 번째 접시에서는 뼈가 만들어졌으며, 세 번째 접시에서는 지방 세포가 만들어졌다. 그렇다면 유전적으로 동일한 세포들의 운명을 통제하는 건 무엇일까? 환경이 바로 세포들의 유전적 활동을 선택하고 있었던 것이다.

생명 활동의 본성은 단순하다. 생물 유기체는 환경에 맞추어 스스로의 몸을 적응시킨다. 가령 내가 내 몸속 간세포의 활동을 들여다보고 있다고 해보자. 나는 물을 것이다. "음, 내 간세포가 '환경에서 벌어지고 있는 일'에 적응해야 하는데, 간세포가 그걸 어떻게 '알' 수 있지?" 답은 이것이다. 간세포는 환경과 접촉하고 있지는 않다. 그러나 환경 정보를 몸속에 보내는 신경 체계에 의지해서 간세포는 세상에서 일어나고 있는 일에 맞추어 스스로를 적응시킨다. 여기에는 문제가 하나 있다. 의식은 해석이라는 것이다. 따라서 마음은 환경을 읽고 환경에 대해 해석을 하며, 뇌는 그 해석을 혈액의 화학적 성질로 번역해 내는 것이다.

그러므로 삶에 대한 내 해석이 내 배양기, 내 혈액의 화학적 구성을 결정하는 것이다. 내 유전자를 결정하는 것이 바로 그것이다. 생각을 바꾸면 나는 곧 내 화학적 성질을 바꾸고 있는 것이다. 그래서 인식을 바꾸고, 마음을 바꾸고, 삶에 대한 믿음을 바꾼다면, 나는 세포 속에 들어와 세포의 기능을 조정하는 신호들을 바꾸는 것이다.

이 점은 아주, 아주 중요하다! 환경을 바꿀 수 있는 능력 때문에, 환경에 대한 내 인식을 바꿀 수 있는 능력 때문에, 내 유전적 활동을 제어할 수 있는 능력이 나에게 있는 것이다. 나는 유전자의 희생양이 아니다. 나는 내 유전적 활동의 주인이다.

—브루스 립턴

이 책의 메시지는 건강에 대한 우리의 주도권을 되찾고, 그리하여 우리 몸의 놀라운 선천적 치유 능력을 깨닫자는 것이다. 립턴 박사는 의식은 해석이며, 그 해석은 생후 7세까지 양육자로부터 받아들인 삶에 대한 믿음들에 근거해 이루어진다는 점을 다시 한 번 짚어준다.

아니타의 사례에서 보았듯이 그녀의 핵심 믿음은 두려움에 근거해 있었고, 이론적으로 유추해 보자면 그것이 스트레스, 종양, 결국에는 병으로 이어졌던 것이다. 아니타는 임사 체험중에 아버지에게서 오는 또 아버지를 향한 조건 없는 사랑과 명료성을 경험했고, 그러자마자 그녀의 핵심 믿음은 사랑에 근거한 것으로 바뀌었으며, 몸은 자연스레 편안하고 건강한 상태로 돌아갔다. 어떤 믿음에 근거해 삶을 인식하느냐가 우리가 세상을 보는 방식을 결정한다. 우리를 힘나게 하는 장밋빛 렌즈로 세상을 볼 수도 있고, 어둡고 부정적인 렌즈로 세상을 볼 수도 있다. 이러한 렌즈 혹은 필터가 결국 우리의 감정적 스트레스 수준을 결정한다. 그리고 1장에서 거의 모든 전문가들이 언급한 점, 즉 화학적이든 감정적이든, 신체적이든 스트레스가 거의 모든 질병의 근원이라고 한 점을 기억하자.

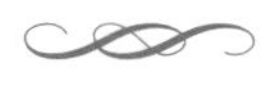

믿음의 힘

똑같은 DNA를 가진 사람, 질병에 똑같은 취약성을 가진 사람이 있다. 그중 한 사람은 병에 걸릴 수 있고, 다른 사람은 건강할 수 있다. 한 사람은 나을 수 있고 다른 한 사람은 낫지 못할 수 있다. 이것은 모두 그들이 유전자 활동을 제어하는 환경 요소를 취사선택하기 때문이다. 후성유전학 분야의 핵심이 바로 이것이다.

—조앤 보리센코

대부분의 사람들이 심리적으로 느끼는 스트레스는 상상의 산물이다. 그것은 잠재적인 최악의 시나리오, 아직 일어나지 않은 미래의 사건으로 만들어져 있다. 그러한 스트레스는 우리가 삶에 저항하고 있을 때 발생한다. 삶의 어떤 것들에 우리는 원하지 않는다고, 다른 식이었으면 좋겠다고, 혹은 그래선 안 된다고 말한다. 그럴 때 우리는 스스로 스트레스를 만들어내고 있다. 삶과 조화 속에 있지 않고 삶을 받아들이지 않고 있는 것이다. 그것이 바로 편안함ease의 부족을 만들어내는 원인이고, 그 점에서 나는 '편치 않음dis-ease'이라는 단어를 좋아한다. 편안함의 부족이 바로 질병의 시초이며, 그것은 반드시 몸에 드러나게 되어 있다.

나는 마음 다루는 일을 하면서, 사람들이 스스로 어떤 '부족함'이라는 내면의 믿음에 갇혀 있는지 보도록 도와주고 있다. 내가 보기엔 그 부족함이라는 믿음이 대개 고통의 전조이다. 그 다음에 고통은 몸속에서 화학적인 대참사가 일어나도록 자극하고, 그 다음에는 신체 조직을 악화시킨다. 자신이 가진 사고방식과 삶에 대한 믿음을 바꾸지 않는 한, 진정한 내면의 평화를 찾지 않는 한, 어떤 식으로든 건강이 타격을 받을 수 있다. 그런 건강 문제는 일시적으로는 해결될 수도 있겠지만 다시 나빠질 가능성이 매우 높다.

—피터 크론

믿음의 힘이야말로 거의 모든 것이다. 우리가 지금 이 순간 믿고 있고 생각하고 있는 것들은 우리의 면역 체계에 다음 둘 중 하나를 말하고 있다. 스트레스 요인으로부터 달아나야 하니까 멈추고 작동하지 말라고 하거나, 혹은 "모든 게 좋아. 그냥 좀 편안해지면 어떻겠어? 혹시 치워야 할 게 있다면 치우면 돼"라고 하거나.

그뿐이다. 우리는 싸우거나 도망치는 모드에 있을 수도 있고, 아니면 쉬면서 회복하는 모드에 있을 수도 있다. 그 스위치를 껐다 켜는 건 바로 우리의 믿음들이다.

—켈리 터너

- 삶을 바라보는 당신의 렌즈는 긍정적이고 힘을 주는 것인가, 아니면 부정적이고 힘을 앗아가는 것인가? 자신은 무력한 희생양이며, 다른 사람들이나 외부 환경이 그런 문제의 원인이라고 느껴지는가? 아니면 자신은 삶의 공동 창조자이며, 자신의 생각과 믿음, 행동이 자신이 경험하는 것들의 원인이라고 여겨지는가? 어떤 잠재의식적 믿음들이 당신의 렌즈를 물들이고 있는가? 더 이상 당신에게 도움이 되지 않을 것 같은 믿음들은 무엇이 있는가? 그리고 새로이 들이고 싶은 믿음들은 무엇인가?

"세상은 고통으로 가득하지만,
또한 그 고통의 극복으로도 가득 차 있다."

—헬렌 켈러Helen Keller

그렇다면 삶에 대한 믿음들을 어떻게 바꿀까? 어떻게 하면 두려움에서 사랑으로 옮겨갈 수 있을까? 어떻게 하면 감정을 건강하게 소화하는 법을 배울 수 있을까? 켈리 터너가 연구했던 사람들의 절반 이상이(그녀는 근본적 치유 사례 1,500건을 분석했다) 기존 의학을 공부한 의사들로부터 "더 이상 도울 수 있는 게 없으니 집으로 돌아가 마지막을 준비하라"는 말을 들었다는 사실을 기억하자. 이 사람들은 2장에서 말한 '근본적 치유의 아홉 가지 주요 요소'를 다양한 방식으로 실행해 병이 나은 사람들이다. 이 요소들의 상당수가 '억눌린 감정을 풀어내기' '긍정적인 감정을 늘리기' 등 감정과 연관이 있었다.

과학은 지금 분노와 화, 상심, 두려움, 우울, 질투 같은 부정적인 감정이 우리 몸의 생화학에 부정적인 영향을 미친다는 사실을 입증하고 있다. 그 반면 긍정적인 감정은 우리 뇌에서 치유를 돕는 화학 물질을 몸속에 분비하도록 유발해 우리의 면역 체계를 강화한다. 감정이 몸에 어떻게 영향을 미치는지 알 때 우리는 억눌린 감정을 풀어내고 긍정적인 감정을 키우도록 돕는 실천법이나 치료법을 시도해 볼 수 있다.

감정이 신체에 미치는 영향

우리의 느낌과 생각을 바꿔야 하는 이유에 대해 깊이 이야기하기 전에, 이것이 물리학에 기반을 두고 하는 이야기라는 점을 반드시 알 필요가 있다. 즉 우리의 감정과 영성이 신체와 긴밀하게 연관되어 있다는 것이다. 물리적인 신체가 따로 있고 생각하는 뇌가 따로 있는 것이 아니다. 그 둘은 같이 있다. 그것들은 하나이다. 한 군데에서 변화가 일어나면 다른 데에서도 변화가 생길 것이고, 우리는 그것을 과학적으로 안다.

말기 환자로 집에 보내져 침대에만 누워 있으면서 밖에도 못 나가고 1킬로미터도 뛸 수 없는 환자라도 할 수 있는 게 한 가지 있다. 바로 생각을 바꾸는 것이다. 그것이 우리에게 힘을 준다.

—켈리 터너

우리 삶의 다른 모든 측면들과 마찬가지로 우리의 생각도 모두 몸에 영향을 준다. 그것은 우리가 분리되어 있지 않기 때문이다. 내가 당신을 공격한다면, 그건 나 자신을 공격하는 것이다. 내가 당신에게서 연민을 거두어들인다면 그건 나 자신에게서 연민을 거두어들이는 것이며, 그것이 내 몸에 영향을 미친다. 우리는 용서를 하고 싶어 하고, 더 큰 연민을 갖고 싶어 한다. 바로 자기 자신을 위한 행위로서 말이다. 그것이 바로 영적인 의술이다. 바로 그래서 치유에 대한 전체적이고 통합적인 접근법이라면 몸과 마음, 그리고 영spirit까지 전부를 다뤄야 하는 것이다. 마음은 정말로 면역 체계의 기능에 영향을 준다.

—메리앤 윌리엄슨

가슴에 어떤 감정을 품고 있을 때 그 감정이 우리 뇌에 신호를 보낸다. 그 신호의 성질이 뇌가 그 감정에 어떻게 반응할지를 결정한다. 가슴에서 뇌로 아주 부드러운 신호가 간다고, 편안하고 고르며 질서정연한 파동이 간다고 생각해 보자. 그러면 뇌는 그 부드럽고 고르며 질서정연한 화학 반응에 맞춰서 우리 몸속의 생명 활동을 돕는 화학 물질을 내보낼 것이다. 바로 이런 식으로 면역 체계가 강해지고, 최상의 면역 반응이 갖추어진다. 그에 반해 우리가 좌절, 화, 증오, 질투, 분노, 두려움 같은 것을 느낄 때 그 신호는 다른 양상을 보인다. 마치 주식 시장의 일진 안 좋은 날처럼 된다. 매우 혼란스럽고 들쭉날쭉 흐트러진 파동이 가슴에서 뇌로 보내지며, 뇌는 이런 파동을 받고 말한다. "오, 이 화학 반응에 맞춰야 하는군." 이게 바로 스트레스의 화학 반응이다.

—그렉 브레이든

우리가 스트레스 상태에 있을 때 우리의 에너지 장은 저항의 상태로 들어간다. 거짓말 탐지기가 작동하는 원리도 바로 이것으로, 우리는 이 상태를 알아볼 수 있다. 그런 에너지 속에서는 혈액도 영향을 받아 제대로 흐르지 못한다. 뜨거워지거나 차가워지는 것이다. 스트레스 상태에 있을 때는 저항이 있고, 그것이 우리의 pH(용액 속의 수소 이온 농도)에 영향을 준다. 스트레스 상태에 있을 때 우리는 더 산성화된다. 국부적 산성酸性 혹은 전신 산성으로 인해 염증이 생기는데, 이것은 치유가 필요한 부위에 혈액을 더 많이 내보내려는 반작용일 뿐이다. 그러나 염증은 불과 같고 그 불이 집 전체를 태울 기세인지라 우리는 파국을 향해 내달리기 시작한다.

—대런 와이스먼

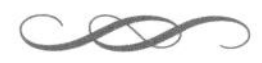

염증은 손상된 조직을 복구하거나 해로운 자극을 체내에서 제거하려는 면역 체계의 반응이다. 이 자가 치유 메커니즘은 일시적으로 불편할 수 있고, 발적發赤(피부나 점막이 빨간 빛을 띠는 것—옮긴이)이나 부어오름, 통증, 가려움 등을 동반할 수 있다. 그러나 만성 염증은 몸이 스스로 바로잡을 수 없는 체계상의 불균형을 말한다. 그것은 몸이 감당할 수 있는 범위를 넘어선 것으로, 자율조정이 되기 위해서는 우리의 도움이 필요하다.

삶의 모든 것이 그러하듯 좋은 것도 지나치면 독이 되며, 그래서 만성 염증이 류머티즘 관절염, 크론병, 그 외 여러 자가 면역 질환으로 이어질 수 있는 것이다. 부정적인 감정이 염증을 일으킬 수 있다는 사실은 치유에 있어 감정적 건강이라는 요소를 반드시 고려해야 한다는 것을 의미한다. 피터 크론이 지적했듯이, 신체에만 초점을 맞춘 종래의 치료법은 일정 기간은 효과가 있을지 모르지만, 정신적·감정적 요소를 함께 다루지 않는다면 질병이 재발할 가능성이 높다. 암의 경우 늘 이런 사례를 보게 된다. 생활 습관을 바꾸지 않거나 정신적 · 감정적 요인을 함께 다루지 않으면서 항암 화학 요법과 방사선 치료만으로 암세포를 공략한다면, 암이 재발할 가능성은 아주 높을 수 있다.

부정적인 감정은 몸에 염증을 일으키는 것으로만이 아니라 에너지적으로도 영향을 준다. 현대 과학은 고대의 지혜가 수천 년 동안 알고 있었던 것을 이제 막 입증하기 시작했다. 즉 감정은 에너지이며, 감정을 제대로 다루지 않으면 그것이 우리 몸의 에너지 시스템에 부정적인 영향을 줄 수 있다는 것이다.

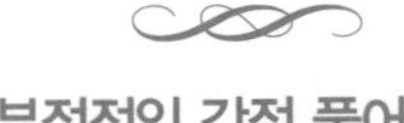

부정적인 감정 풀어내기

전통적 의학 체계에서는, 기氣, 프라나prana 또는 생명력 에너지가 감정적 혹은 영적 차원 어딘가에서 막혀서 잘 흐르지 않는다면, 그 막힌 것이 시간이 지나면서 신체적 폐색으로 이어진다는 논리를 전제로 한다. 현재 그것은 이론이다. 서양 의학은 아직 이것을 증명하지 못했다. 그러나 이 이론은 내가 인터뷰한 근본적 치유 생존자들과 그 치료자들을 만날 때마다 어김없이 등장했다. 그래서 나는 감정적 폐색은 신체적 폐색으로 이어질 수 있다는 점을 꼭 언급해야 한다고 생각한다.

그렇다면 핵심은 그러한 폐색을 풀어주는 것이 될 것이며, 무엇이 됐든 우리는 자기가 원하는 방식으로 그렇게 할 수 있다. 어떤 이들은 줌바Zumba 댄스(춤과 에어로빅을 결합한 유산소 운동—옮긴이)를 하면서 풀고, 어떤 이들은 주술사를 찾아가 영혼 수습soul retrieval(영적 치료의 일종으로, 트라우마 등으로 한 개인에 통합되지 못하고 분리되어 있으면서 병 등을 유발하는 영혼의 일부분을 주술사가 놓아줌으로써 병을 낫게 하는 과정—옮긴이)을 받기도 한다. 심리 치료를 받은 사람도 있고, 전 남편에게 받은 편지를 전부 태워버린 사람도 있다. 정말로 어떤 형식이든지 화를 풀어줄 수 있는 것, 억울함이나 슬픔을 놓아줄 수 있는 것, 특히 잠재의식의 일부가 되어 뇌 속에 갇혀 있는 트라우마를 놓아줄 수 있는 것이면 된다.

—켈리 터너

몸과 마음을 위한 병원을 운영하는 동안 나는 후회하고 분개하는 사람들과 계속해서 만났다. 우리 병원의 10주 프로그램이 끝나고 나면 나는 사람들을 인터뷰하곤 했다. 10주 동안 명상, 마음챙김, 용서, 감사 등을 주로 하면서 때로 상상력을 활용하기도 하는 프로그램이었는데, 어떤 이들은 좀처럼 병이 낫지 않았다. 낫지 않는 사람들은 거의 항상 후회나 분개에 붙잡혀 있었다.

—조앤 보리센코

막힌 에너지를 풀어내고 감정적 트라우마를 치유하는 데 활용할 수 있는 치료법은 아주 다양하다. 레이키靈氣, 감정 자유 기법EFT, 신경 언어 프로그래밍neurolinguistic programming(NLP), 안구 운동 민감 소실 및 재처리 요법EMDR, 침술, 기공氣功, 호흡 운동, 최면 치료, 두개천골 요법Cranio Sacral Therapy(CST, 마사지를 통해 두개골(머리뼈)과 천골(엉치뼈)을 잇는 척추 속의 뇌척수액의 흐름을 원활하게 해 전신의 신경계를 안정시키는 요법—옮긴이), 성스런 약초 치료(아야와스카 등 환각 성분이 있는 식물을 섭취함으로써 몸과 마음을 정화하는 방법—옮긴이), 카이로프랙틱, 소리 치료, 사이-케이PSYCH-K(롭 윌리엄스가 창시한, 잠재의식 내 장애물 제거 기법—옮긴이), 세타 치료theta healing(뇌파를 세타파로 변화시켜 직관력을 계발하는 명상법—옮긴이), 차크라 치료, 접촉 요법healing touch(환자의 몸 위로 5~15cm 정도 간격을 두고 손을 움직이며 에너지 흐름이 막힌 부위를 찾아 에너지 흐름을 이어주는 요법—옮긴이), 부유 요법float therapy(물로 가득 찬 수조 안에 맨몸으로 둥둥 떠 있는 치료법. 스트레스와 통증 완화, 수면 장애 개선 등의 효과가 있다—옮긴이), 합토 요법haptotherapy(내담자가 억눌러온 감정과 느낌을 대면하게 해 자신감과 자유를 되찾고 편안하게 자기 자신이 되게 해주는 심리 치료 기법—옮긴이), 반사 요법reflexology(마사지나 지압술, 열 자극 등 특정 부분에 자극을 가함으로써 다른 부위에 반사 반응을 일으켜 전신의 건강을 증진시키는 치료법—옮긴이) 등은 모두 내담자가 장애물을 내려놓고 치유를 위한 공간을 만들 수 있도록 도와주는 효과적인 방법들이다. 감정적 장애물이 신체적 장애물이 된다는 이론은 왜 모든 전문가들이 용서와 내려놓음을 치유에 꼭 필요한 단계로서 언급하는지도 설명해 준다.

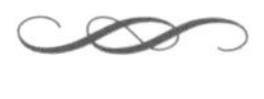

용서의 힘

진정한 영적인 길에는 모두 용서에 대한 언급이나 가르침이 있다. 나는 언제나 모든 용서는 자기 용서라고 말한다. 내가 누군가에 대해 분개하거나 용서하지 않는 마음 또는 원한을 품고 있다면 그런 모든 생각들이 실은 내 안에서 일어나는 것이기 때문이다. 심지어 누군가가 내게 잘못을 한 경우라 해도 그런 생각들은 여전히 내 안에 있으면서 나에게 영향을 미치고 있는 것이다. 이는 내 몸이라는 사원에도 영향을 미치고, 내 혈액의 화학 반응에도 영향을 미치며, 모든 것에 영향을 미친다. 그래서 이른바 '타인'을 용서하기 시작할 때 비로소 나는 원한, 분개, 적개심을 놓아버리게 된다. 사실 용서하지 못하는 이 모든 것을 놓아버림으로써 나는 나 자신을 용서하고 있는 것이다. 남들이 무슨 짓을 했거나 하지 않았거나, 혹은 해야 했는데 안 했거나 해서는 안 되었는데 했거나 간에 그게 꼭 다른 사람을 놓아주고 말고 할 일일 필요도 없다. 이것은 그들과는 아무런 관계가 없다. 모든 것은 나와 관련되어 있다.

—마이클 B. 벡위스

용서는 감정을 내려놓는 가장 좋은 방법이다. 부모에 대한 증오, 직장 동료에 대한 판단, 배우자가 잘못되었다는 생각 등 모든 내적 판단과 비난을, 그리고 근본적으로는 희생자 태도를 놓아버리자. 그것을 놓아버리고, 삶은 실은 당신에게 맞서는 게 아니라 당신을 위해 돌아가고 있다는 것을 깨닫는다면, 바로 그때 치유를 이뤄낼 수 있다.

—피터 크론

• 용서해야 할 사람이 누구인가? 자기 자신에 대해서는 무엇을 용서해야 하는가? 오늘 어떤 후회나 분개를 놓아버릴 수 있을까?

"용서는 영혼을 자유롭게 한다. 두려움을 없애준다.
바로 그래서 용서가 그토록 강력한 무기인 것이다."
—넬슨 만델라

몸에서 부정적인 감정을 없애고 나면 이제는 긍정적 감정을 쌓아올릴 차례이다. 부정적인 감정은 제대로 소화되지 못하면 몸속에 쌓여서 염증이나 스트레스를 유발하지만, 긍정적 감정은 그와 반대의 효과를 가져온다. 즉 몸의 에너지 상태를 치유의 상태로 바꾸는 일을 하는 것이다.

영화 〈시크릿The Secret〉에서 내게 강렬하게 와 닿았던 이야기는 두 가지였다. 하나는 재미있는 영화를 보고 3개월 만에 저절로 병이 나은 유방암 말기 여성의 이야기이고, 다른 하나는 강직성 척추염에서 자가 치유된 노먼 커즌스Norman Cousins의 이야기였다. 커즌스는 크게 웃을 때 강렬한 통증이 사라진다는 것을 깨닫고, 통증에서 풀려나기 위해 하루 종일 웃긴 영화와 텔레비전 프로그램을 보기로 결심했다. "나는 10분 동안 배가 아프도록 웃고 나면 일종의 마취 상태가 되어, 적어도 두 시간은 통증 없이 잠잘 수 있다는 기쁜 사실을 발견했어요"라고 그는 말했다.

결국 이 웃음 치료와 고용량 비타민 C 정맥 주사를 통해 커즌스는 병에서 완치되었다. 어쩌면 웃음이야말로 최고의 명약인지도 모른다!

"유머는 두려움을 없앨 수 있다.
큰소리로 웃고 있는데 두려울 수는 없는 법이다. 끝."
―버니 시걸

켈리 터너는 항암 화학 치료를 받는 동안 스탠드업 코미디(코미디언이 관객들을 보며 혼잣말처럼 하면서 웃기는 코미디 쇼―옮긴이) 영상을 본 암 환자들을 연구한 결과를(또 다른 그룹은 영상을 보여주지 않았다) 나에게 들려주었다. 불과 네 시간 만에, 코미디 영상을 본 그룹의 면역력 수치는 영상을 보지 않은 그룹의 수치를 한참 앞질렀다. "결과는 거의 즉각적이었어요!" 켈리가 말했다. "이 그룹은 부작용도 훨씬 덜 겪었고, 항암 치료 후 회복도 훨씬 빨랐습니다."

켈리는 긍정적으로 느끼기가 늘 쉽지만은 않다는 점을 인정했다. 특히 난치병에 걸린 경우라면 더욱 그렇다. "근본적 치유 생존자들이 나더러 세상에 확성기로 크게 외쳐주었으면 하고 바란 것이 하나 있어요. 바로 늘 행복하게 느낄 필요는 없다는 것이었어요"라고 켈리는 말했다. "늘 행복하다고 느끼지 않아서 면역 체계가 상하거나 암이 없어지지 않을까봐 걱정할 필요는 없습니다. 그건 자기 비난의 악순환일 뿐이죠. 그거야말로 면역 체계에 도움이 되지 않을 겁니다."

긍정적인 감정을 치유에 이용한다는 것은 일종의 운동과 같다. 매일 조금씩만 하면 된다. 켈리는 설명을 이어갔다. "제가 만난 사람들이 그러더군요. 몇 달을 깊은 두려움에 빠져 있었지만, 하루에 적어도 5분만이라도 두려움에서 벗어나 있자고 결심을 했다고요. 친구와 통화를 하거나, 고양이를 꼭 껴안고 있거나, 웃긴 영화를 보면서 말예요. 단 5분이라도 부정적인 사고 회로를 멈출 수 있다면, 그게 바로 면역 체계가 스스로 재정비해서 다시 작동할 수 있게끔 기회를 주는 것입니다. 그게 중요한 거죠."

사랑의 생화학

우리가 사랑을 느끼는 환경에 있을 때, 심지어 그런 환경을 그저 떠올리고 있거나, 누군가가 자기에게 사랑이나 애정을 보여준 때나 누군가와—심지어 개나 고양이, 말과—가깝다고 느꼈던 때를 떠올리고 있기만 할 때라도, 뇌에 옥시토신 호르몬이 생성된다. 또한 심장이나 생식 기관에서도 옥시토신이 생성된다. 옥시토신은 심장에 아주 큰 유익을 가져다준다. 혈관의 모양을 바꾸고, 심장 질환의 전조 증상들을 제거하며, 동맥을 건강하게 유지해 준다. 이는 소화에도 큰 역할을 해 음식이 더 잘 소화되도록 돕는다.

그래서 우리가 사랑, 연민, 감사, 애정, 친절, 영spirit의 관대함을 떠올릴 때 치유는 가속화될 수 있다. 사랑은 그 자체로 가장 멋지고 아름다운 치유 도구이며, 나는 과학이 이제 이런 효과들을 생물학적으로 입증하고 있는 것이 매우 기쁘다.

—데이비드 R. 해밀턴

사랑의 화학 반응—사랑은 매우 흥미로운 화학 반응으로 해석된다. 도파민은 사랑의 결과물, 즉 기쁨이다. 옥시토신도 사랑에서 비롯하며, 기쁨의 원천과 연결된다. 사랑을 하고 있을 때 바소

프레신이라는 화학 물질이 혈액으로 분비되는데, 이것이 상대방에게 당신을 더욱 매력적으로 보이게 만든다. 더욱 중요한 것은 사랑을 하고 있을 때 뇌가 성장 호르몬을 분비한다는 것이다. 그래서 사랑을 하고 있다면 나는 실제로 나의 건강과 성장을 증진시키고 있는 것이다.

몸의 건강과 관련해 우리는 몸이 두 가지 명령을 내린다고 말할 수 있다. 하나는 성장하라는 명령이고, 다른 하나는 보호하라는 명령이다. 이 둘은 서로 다른 행동이며 상호 배타적이다. 예를 들어 성장을 가져다주는 자극은 사랑과 같이 내가 기꺼이 다가가서 받아들이고 싶어 하는 자극이다. 나는 사랑이라면 두 팔 벌려 달려가서 받아들일 것이다. 반대로 자극이 부정적이고 위협적이라면 나는 그 자극을 향해 움직이지 않는다. 오히려 그 자극으로부터 멀어질 것이며 나를 닫아버릴 것이다. 요점이 무엇일까? 성장은 자극을 향해 움직이는 것이고, 보호는 자극으로부터 멀어지는 것이다. 우리는 앞으로 가면서 동시에 뒤로 갈 수 없다. 열면서 동시에 닫을 수 없다. 성장과 보호는 상호 배타적인 행동이다. 그렇다면 가령 부정적인 진단을 받았다든지 해서 내 삶에 부정적인 인식을 갖고 있을 때, 나는 나 자신을 보호하려고 할 것이다. 문제를 쳐내기 위해 내 몸의 체계를 닫으려고 할 것이다.

체계를 닫는다는 것은 성장의 반대이며, 그것은 사실상 병과 죽음을 앞당길 것이다. 그래서 두려움이 죽음으로 이어지는 것이다. 두려움이 없다고 말하는 사람에게 난 물을 것이다. "하지만 사랑을 조금이라도 갖고 있습니까?" 상대는 물을 것이다. "그게 어떻게 다릅니까?" 사랑은 자신을 열어 대상을 받아들이는 것이다. 당신은 성장하고 치유될 수 있다. 만일 스트레스 속에도 있지 않지만 사랑 속에도 있지 않다면 당신은 어디에 있는 것인가? 그 중간에 있다. 즉 성장하고 있지도, 스스로를 보호하고 있지도 않은 것이다. 자기 삶을 향상시키고 싶다면 두려움에서 사랑으로, 보호에서 성장으로 움직여야 한다. 관건은 스트레스를 제거하는 것만이 아니라, 스트레스를 제거한 다음 거기에 긍정적인 것, 사랑과 성장을 고취시켜 줄 만한 것을 두어야 한다는 것이다.

—브루스 립턴

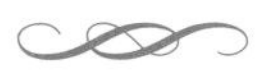

"사랑은 내가 아는 가장 위대한 치유력이다."

—루이스 헤이

부정적인 감정을 내려놓고 긍정적인 감정을 키우는 법을 익힐 때 좋은 점은 바로 생각을 이용해 몸의 건강에 직접 영향을 줄 수 있다는 것이다. 우리는 우리를 행복하게 해주는 것을 그저 '생각'만 하면 된다. 사랑에 빠졌던 때를 떠올릴 수도 있고, 재밌거나 즐거운 기분을 주는 영화를 볼 수도 있다. 그런 생각과 느낌에는 우리 몸속으로 치유의 화학 물질을 내보내는 힘이 있다. 이것은 정말이지 희망적인 소식이다.

이런 고무적인 사례가 바로 조 디스펜자가 이룬 놀라운 자가 치유 이야기이다.

조 디스펜자의 이야기

1986년, 조 디스펜자는 캘리포니아 팜 스프링스에서 철인 3종 경기 사이클 부문에 참가하고 있었다. 그는 경찰에게 지시를 받고 갑자기 커브를 틀었는데, 시속 90킬로미터로 달려오던 사륜구동 포드 브롱코에 받혀 사이클에서 튕겨져 나가고 말았다. 조는 허리와 엉덩이를 땅에 세게 찧으며 떨어졌고, 척추 뼈 여섯 개에 압박 골절을 입었다. 그중 하나는 60퍼센트 이상이 부서졌고, 척수가 지나가는 신경궁은 부서져 프레첼 빵 모양으로 비틀어졌다.

흉추와 요추 여러 군데가 압박 골절을 입은 상태였고, 척수에 뼈 조각들이 들어갔으며, 신경궁이 부서졌기 때문에 척수 압박도 일어나고 있었다. 캘리포니아 남부에 있는 병원에서 그는 네 명의 의사들에게 네 가지 소견을 들었고, 아마 다시는 걷지 못할 것이라는 진단을 받았다. 아울러 해링턴 로드Harrington rod(1953년 미국의 폴 해링턴이 고안해 1990년대 말까지 척추 측만증 환자에게 삽입 시술되던 일종의 막대—옮긴이) 삽입도 권고받았다. 그것은 긴 스테인리스 지지대를 목 뒤에서부터 척추 아래쪽 끝까지 삽입하는 매우 강도 높은 수술이었다.

조는 카이로프랙터로서 자신이 알고 있는 것이 맞는지, 모르는 것은 없는지 가늠해 보기가 여간 어렵지 않았다. 엑스레이, CT 촬영, MRI, 그리고 전문가들의 예측에도 불구하고 그는 수술을 받고 싶지 않았다. 그는 중독성 있는 약물에 의존해 살아가는 삶, 혹은 남은 평생 휠체어를 타고 살아가는 삶은 상상할 수 없었다. 퇴원을 하기로 결심했을 때 그에게는 한 가지 생각뿐이었다. '몸을 만든 바로 그 힘이 몸을 낫게 할 것이다.'

조는 우리에게 생명을 준 바로 그 지성에 자각이 있고, 그것이 그를 언제나 주시하고 있다고 믿었다. 그는 그 지성과 연결되어 그 지성에게 자신의 치유에 대한 계획, 곧 그만을 위한 특별한 계획을 맡기기로 결심했다. 어떻게 하면 치유되는지를 자기보다 더 큰 그 지성이 훨씬 잘 알 테니, 그는 자신의 계획을 그 지성에게 맡기기로 했다.

누워서 생각하는 것 말고는 할 수 있는 게 없었던 그는 마음속에서 척추 뼈를 하나씩 하나씩 쌓아올리며 척추를 다시 세우기 시작했다. 그러나 그가 원하는 것을 늘 마음속으로 가져올 수는 없었다. 집중을 잃고 휠체어 신세를 지고 살아가는 자신을 상상하고 있기 일쑤였다. 그러면 다 멈추고 처음부터 다시 시작해야 했다. 6주 동안 조는 고군분투했다. 좌절했고, 조급증이 났고, 화가 났다. 눈을 감고 마음속에서 척추 뼈를 하나하나 다 재건하기까지는 세 시간이 걸렸다.

"나는 그 방식, 내가 하고 있는 그 방식에 정말이지 만족할 수가 없었어요." 조는 말했다. "하지만 그냥 계속했지요. 6주째 되던 날, 조금도 집중력을 잃지 않고 척추 전체의 재건 과정을 마칠 수 있었습니다. 그 순간 뭔가가 딸깍 건드려졌지요. 전 알 수 있었어요. 바로 그 순간 무슨 일이 일어났다는 것을요."

얼마 지나지 않아, 척추 전체를 떠올리려면 세 시간 걸리던 것이 이제 45분밖에 걸리지 않게 되었다. 당시에는 몰랐지만, 연습을 반복하면서 그는 날마다 뇌 속에 새로운 회로를 점화하고 연결시키고 있었다. 그는 또한 주의를 집중하는 능력도 키울 수 있었다. 여느 기술이나 그렇듯이 연습을 하면 할수록 더 좋아지게 마련이었다. "전 어디도 가지 않았어요. 어떤 일도 하고 있지 않았고요. 기본적으로 엎드려 누워 있었죠. 시간이 아주 많았어요." 조가 회상했다.

조는 몸에서 확연한 변화를 느끼기 시작했다. 통증의 강도가 줄어들더니, 이내 급격하게 감소했다. 무감각이나 저릿함 같은 신경 문제들도 호전되기 시작했다. 운동 기능이 돌아오기 시작했다. "제 안에서 하고 있는 일을 제가 제 밖에서 만들어내는 결과와 연결 짓는 순간 저는 두려워하거나 좌절하기보다 그걸 더 열심히 더 열정적으로 했어요." 그가 말했다.

생각 과정은 재밌고 쉬워졌다. "만일 다시 걸을 수 있다면 어떨까? 내가 뭘 당연하게 여겼었지? 석양을 바라보기, 샤워하기, 친구와 함께 식사하기 같은 것? 저는 양자장에서 잠재성들을 선택하기 시작했습니다. 더 이상 최악의 시나리오에서 나온 것들이 아니라, 정말로 미래에 일어날 가능성들을 선택하기 시작했죠."

조는 새 유전자들에게 새로운 방식으로 신호를 보내기 시작했고, 그의 몸은 극적으로 변화했다. 그는 10주 만에 두 발을 딛고 설 수 있게 되었고, 12주차에는 다시 사고 전에 하던 웨이트 트레이닝을 받을 수 있었다. 지금까지도 몸이나 등에 아무런 통증이 없다고 한다. "전 저 자신과 협상을 했어요. 바로 이 지성과요. 만일 다시 걸을 수 있게 된다면 남은 생을 몸-마음 연결에 대해, 물질을 넘어서는 마음에 대해 연구하겠다고 했죠. 그리고 사실 그게 1986년부터 지금까지 쭉 제가 해오고 있는 일이에요."

조의 놀라운 치유 이야기(그의 이야기는 《당신이 플라시보다》에 자세히 실려 있다—옮긴이)는 나에게 몸-마음 연결이 실로 얼마나 강력한지를 입증해 주었다. 또한 치유에는 우리의 전적인 참여와 집중은 물론이고 전념과 헌신, 인내, 열정도 필요함을 보여주었다.

- 만일 당신이 치유 여정에 있다면, 무슨 일에 집중하고 전념할 수 있을까? 매일 10분씩 시간을 내어 다시 좋아하는 것들을 하고 있는 건강

한 자신의 모습을 시각화하고 상상할 수 있을까?

3장의 요점

- 믿음은 잠재의식에서 비롯하므로, 우리는 그것을 알아차리지 못하는 경우가 많다. 잠재의식 속의 제한적이고 부정적인 믿음들을 자각하게 된다면 우리는 더 이상 우리에게 유익하지 않은 패턴들을 바꿀 수 있다.
- 후성유전학은 우리가 더 이상 유전자의 희생양이 아니라는 사실을 보여준다. 환경을 혹은 환경에 대한 인식을 바꿈으로써 우리는 실제로 유전자 활동에 영향을 줄 수 있다.
- 우리의 감정은 신체 생리에 직접적인 영향을 준다. 부정적인 감정은 몸에 염증을 유발할 수 있고, 긍정적인 감정은 치유의 효과를 줄 수 있다. 근본적 치유의 아홉 가지 주요 요소 중에는 '억압된 감정을 풀어내기'와 '긍정적인 감정을 늘리기'라는 두 가지 요소가 포함된다.
- 사랑의 감정은 실제로 몸속에 긍정적인 화학 물질을 내보낸다. 사랑에는 가장 강력한 치유의 힘이 있다.
- 치유는 자연스럽게 일어날 수도 있고, 시간과 전념, 헌신, 집중, 연습, 인내가 필요할 수도 있다.

4 플라시보 효과, 인식, 믿음

마음은 무엇이 되었든
자신이 상상하고 믿는 것을 이뤄낸다.
—나폴레온 힐Napoleon Hill

아마 '플라시보 효과placebo effect'라는 말을 들어보았을 것이다. 이는 의사 헨리 비처Henry Beecher가 1955년에 발표한 논문 〈강력한 플라시보The Powerful Placebo〉에서 처음 쓴 용어로, 설탕으로 만든 알약을 약이라 생각하고 먹으면 실제로 증세가 호전되는 현상을 가리킨다. 그러나 이것이 정말로 어떻게 가능할까? 그리고 어떻게 하면 이 제다이Jedi(영화 〈스타워즈〉 시리즈에 등장하는 가상의 조직—옮긴이) 같은 마음의 속임수를 활용해 약이나 치료의 해로운 부작용 없이 치유력을 향상시킬 수 있을까?

나는 조 디스펜자와 이야기를 나누면서 이 강력한 현상에 대해 유익하고 깊이 있는 설명을 들을 수 있었다. "사람들은 자신이 실제로 효과가 있는 약물을 복용하거나 치료를 받고 있다고 생각하고, 믿고, 나아가 그 믿음에 자신을 내어맡기면 자율 신경계를 프로그래밍해서 자신이 지금 받아들이고 있다고 생각하는 화학 물질과 정확히 똑같은 화학 물질을 스스로 만들어내기 시작해요."

'좋아. 하지만 어떻게 효과를 일으킬 수 없는 비활성 물질이 몸에 치유 효과를 가져올 수 있지?' 나는 궁금했다.

"설탕 약은 비활성 물질이기 때문에 치유를 일으키지 않습니다. 치유를 하는 건 바로 '생각'이죠." 그가 말했다. "우울증 연구 자료들을 보면, 플라시보 약을 받은 사람들 중 무려 81퍼센트가 항우울제를 복용한 사람들처럼 플라시보 약물에 반응한다고 합니다. 이게 무슨 의미냐고요? 그들이 스스로 항우울제를 만들어내고 있다는 겁니다. 그들의 몸과 신경 체계가 세상에서 가장 훌륭한 약사들이라는 말이에요."

조의 설명에 따르면 플라시보 효과는 조건화conditioning와 기대expectation, 의미 부여meaning라는 세 가지를 기반으로 한다. 먼저, 대상자에게 진짜 알약을 주고 통증이 사라지게 한다. 그들에게 똑같은 약을 다시 한 번 주고, 다시 한 번 통증이 사라지게 한다. 그런 다음 또 약을 주는데, 이번에는 이전 약들과 똑같이 생긴 설탕 약을 준다. 그들은 반복을 통해 조건화되어 있기 때문에, 그들의 몸은 통증이 완화되었다고 느끼게 만드는 똑같은 화학 물질을 만들어내기 시작한다.

플라시보 효과를 만드는 두 번째 요소는 대상자의 기대이다. 대상자는 어떤 약이나 치료를 통해 무슨 일이 일어날 것이라고 기대하기 시작하고, 그가 그 잠재성, 미래의 그 가능성을 선택하는 순간 몸은 앞으로 일어날 일에 대비해 생리적으로 바뀌기 시작한다. 플라시보 연구에서는 대상자에게 "약을 하나 드릴 겁니다"라고 말하는데, 의사가 열정적으로 말하면 실제로 통증이 더 효과적으로 사라진다. 의사가 열정적이고 환자가 통증이 사라질 것이라 기대하기 시작하면 환자의 몸은 스스로 모르핀을 만들어내기 시작한다.

플라시보 효과의 세 번째 요소는 바로 의미 부여이다. 가령 이렇게 말하는 것이다. "음, 신경 세포의 끝에 수용체가 있는데, 시냅스 틈으로 분비된 세로토닌을 이 수용체로 받게 돼 있어. 이 약이 세로토닌을 계속 분비하도록 해줄 테니, 그러면 우울증이 사라질 거야." 대상자는 차트를 보면서 왜 자신이 이 약을 먹고 있는지 의미를 부여하고, 그럼으로써 더 나은 결과를 만들어낸다. 뭔가가 작동하는 방식을 더 잘 이해하면 할수록 의미 부여는 더 깊어진다.

플라시보 효과의 힘과 잠재성

10년 가까이 플라시보 효과를 연구하면서 나는 그것에 매료되었다. 나는 이것을 치료사나 의사가 반드시 알고 있어야 한다고 생각한다. 이것이야말로 부작용 없는 치유 방법이 아닌가! 사실 플라시보 효과는 치료의 잠재성에 대한 믿음에 근거해 작동한다. 이제 우리는 진통제에서부터 항우울제, 수술에 이르기까지 모든 것이 사실상 플라시보 효과를 띠고 있다는 것, 혹은 건강과 질병에 대한 우리 사회의 지향성을 통해 조건화된 다수의 믿음이나 이 의료적 개입이 실제로 효과가 있을 것이라는 믿음에 부응한다는 사실을 알아가고 있다. 저마다의 방법으로 기존의 사고방식을 바꿀 수 있다면, 몸에 선천적 치유력이 있다는 믿음을 근본적으로 받아들일 수 있다면, 진실로 그렇게 동의할 수 있다면, 전적인 변화를 피부로 느끼는 데는 몇 주 때로는 며칠밖에 걸리지 않을 것이다. 이것이 바로 가장 강력한 요소라고 생각한다.

—켈리 브로건

나는 세계 최대 규모의 제약 회사에서 심혈관 질환과 암 관련 치료약을 개발하는 일을 했다. 나에게 과학보다 더 흥미로웠던 건 약을 테스트할 때 일어난 일이었다. 보통 테스트를 하면 100명을 대상으로 특정 약을 사용해 효과가 있는지 확인한다. 또한 비교 목적으로 다른 100명에게 플라시보 약을 주는데 이를 통제 집단이라고 한다. 약을 복용한 이들 100명 중 75명이 호전을 보일 수 있다. 그러나 자신들이 약을 복용하고 있다고 생각했기 때문에 플라시보 약에도 호전 증상을 보인 이들이 40명에서 75명 가까이 되는 일이 흔했다. 나는 '우와, 이거 놀라운데!'라고 생각했다. 같은 일이 계속해서 벌어지는 걸 보면서 나는 플라시보 효과의 다른 측면에 대해 집중적으로 연구하기 시작했다. 나는 사람들에게 몸-마음 연결에 대해 가르쳐주고 싶었다.

믿음이 그 자체로 몸의 작용을 바꾼다는 것을 보여준다는 점에서 플라시보 효과는 실로 강력하다. 뇌는 약국과 같아서, 만일 어떤 사람이 통증이 감소할 것이라고 믿으면 마음은 뇌에게 그 약국을 쭉 훑어보도록 시킨 다음 묻는다. "좋아, 뇌 속에 이렇게 다양한 화학 물질이 있는데, 환자가 기대하고 있는 이 통증 완화 효과를 무엇이 가져다줄까?" 우리 몸에는 자연 모르핀과도 같은 '내인성 아편제'가 분비된다는 사실이 밝혀졌다. 즉 뇌에 이미 그 사람이 기대하고 있는 것을 주기 위해 필요한 물질이 있기 때문에 그 사람은 통증 완화의 효과를 볼 것이다. 기대, 믿음, 생각하는 바가 실제로 몸속에 다양한 생물학적 효과를 가져다줄 수 있음을 보여주고 있으니 실로 놀라운 발견이 아닐 수 없다.

조건화는 우리가 가진 믿음이 며칠 만에 증폭되는 경우를 말한다. 예를 들어 어떤 사람이 2~3일 동안 통증 완화를 위해 모르핀을 투여받았다고 하자. 그러면 나흘째 되는 날에 몰래 소금물로 대체한 플라시보 액체를 투여받았다고 해도 그 사람은 여전히 동일한 정도의 통증 완화를 느낀다. 연구는 지난 사흘간 이루어진 조건화 덕분에 환자의 믿음이 더 강력해졌음을 보여준다. 조건화는 정말로 믿음을 강화한다. 만일 믿음과 기대를 증폭할 방법을 찾았다면 우리는 몸의 체계 속으로 더 깊이 들어가서 더욱 강력한 결과를 낼 수 있다.

오래전 내 동료 의사가 말하길, 의대 시절을 통틀어 플라시보 효과에 대해 강의를 들은 건 30분이 전부였다고 했다. 강의는 플라시보 약 처방에 대한 윤리적 쟁점만 다루었고, 무엇을 믿을 때 나오는 실제적인 힘, 희망의 힘과 사랑의 힘, 심지어 의사들이 환자와 의사소통하는 방식이 주는 힘에 대해서도 전혀 다루지 않았다고 했다.

—데이비드 R. 해밀턴

나는 부모님들에게 비타민 약병을 가져와 구토 억제제, 진통제, 모발 생성제 등 이름표를 붙이게 하고, 그것을 항암 화학 요법을 받는 자녀들에게 주라고 말했다. 아이들이 그 약에 대한 믿음을 갖고 있었기 때문에 유익은 어마어마했다. 나는 이것을 사람들을 건강하게 해주는 속임수라고 부른다. 거짓 희망을 주었다며 비난도 받았다. 하지만 거짓 희망이란 게 대체 무엇인가? 그것은 모순이다. 내가 늘 말하지 않는가. "사람들은 복권에도 당첨되는 걸요. 이것 역시 가능합니다." 나는 예상을 뛰어넘는 결과를 보이는 이들이 어떻게 행동하는지를 사람들에게 가르쳐주려고 한다. 이건 비윤리적인 게 아니다. 진실이다. 우리 모두에겐 잠재성이 있다. 잠재성potential, 내가 정말 좋아하는 단어이다.

—버니 시걸

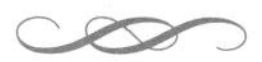

나는 잘못된 진단을 받고 잘못 진단받은 그 병의 증상을 실제로 보이기 시작한 사람들 이야기를 전문의 몇 사람한테서 들었다. 이것을 '노시보nocebo 효과'라고 하는데, 1961년 월터 케네디Walter Kennedy가 《의학 세계*Medical World*》에 소개한 용어로, 플라시보 효과의 반대 작용을 가리킨다. 그때 이후로 인류학자들이 믿음의 부정적 효과를 거론할 때도 이 용어가 쓰이고 있다. 다시 말해 만일 당신이 곧 죽을 것이라는 말을 듣고 그게 사실이라고 믿을 경우 당신 몸은 실제로 기능을 멈추기 시작한다는 뜻이다. 조앤 보리센코는 나에게 폐암 4기로 살날이 6주 남았다는 말을 들은 한 남자의 이야기를 들려주었다. 아니나 다를까 6주 후에 그 남자는 죽었다. 사망하고 몇 주 뒤 의사가 사망자의 슬라이드를 검토하다가 그가 폐암 환자가 아니었다는 사실을 발견했다. 실수가 죽음을 초래한 것이다.

버니 시걸은 HIV(인간 면역 결핍 바이러스) 양성 반응 진단을 받은 남자 이야기를 해주었다. 때는 1980년대였고 이 남자는 동성애자였다. 그는 자기 친구들은 물론 언론에 나오는 많은 이들이 에이즈로 죽어가는 것을 목격하고 있었기 때문에 자신이 병에 걸렸다는 믿음을 곧바로 받아들였다. 그는 서서히 쇠약해지면서 에이즈의 온갖 증상을 보이기 시작했다. 한 달쯤 뒤 죽음이 목전에 닥친 상태에서 그는 의사에게 전화를 받았다. 혼동이 좀 있었고 실제 검사 결과는 HIV 음성 반응이었다는 소식이었다. 그는 앓을 필요가 전혀 없었던 것이다! 그의 믿음과, 자신에게 어떤 일이 일어날 것이라는 예상이 그러한 운명을 겪게 만들었던 것이다. 새로 진단을 받고 믿음과 기대를 바꾸자 그의 몸은 나았고, 그는 몇 주 뒤 건강을 회복했다.

부정적인 생각이 해를 부를 때

부정적인 생각은 어떤 영향을 미칠까? 그것은 긍정적인 생각만큼이나 강력하게 우리 삶에 영향을 미치지만, 긍정적인 생각과는 정반대로 작용한다. 플라시보(긍정적 생각) 효과가 어떤 병이든 낫게 해줄 수 있는 것과 달리, 노시보(부정적 믿음) 효과는 실제로 어떤 병이든 유발할 수 있으며, 단지 그 믿음만으로 죽음도 유발할 수 있다.

—브루스 립턴

'플라시보'라는 단어는 "나는 기뻐할 것이다"(I shall please)라는 의미의 라틴어에서 왔다. '노시보'라는 단어는 "나는 해를 가할 것이다"(I shall harm)라는 의미이다. 노시보 효과는 이것이 나를 악화시킬 것이라고 믿을 때 실제로 그렇게 되는 것을 가리킨다. 어떤 의사들은 바로 그들이 사용하는 언어를 통해 자기도 모르게 노시보 효과를 주기도 한다. 만일 내가 의대 수업 프로그램을 짤 수 있다면 나는 의대생과 의사들에게 플라시보 효과에 대해서뿐만 아니라 언어가 가진 힘에 대해서도 가르칠 것이다.

—데이비드 R. 해밀턴

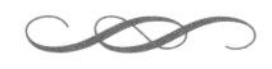

의사가 통계상의 정규 분포 곡선에 근거해 부정적인 진단을 내릴 때, 그들은 환자를 불길한 결과 쪽으로 몰아붙여 환자에게 실제로 해를 가하고 있을 뿐 아니라 환자들에게서 희망을 앗아가고 있기도 하다. 있는 그대로 말해주고 긍정적인 잠재성과 가능성, 성공한 자연 치유 사례를 알려주기보다 부정적인 전망으로 누군가의 희망을 앗아가는 것이야말로 정말 비윤리적인 것이 아

닐까? 과학은 믿음과 기대가 우리 신체에 영향을 미친다는 사실을 계속해서 보여주고 있다. 또한 치료나 환자의 회복에 대한 의사들의 열정과 믿음이 결과에 영향을 미친다는 사실 역시 보여주고 있다. 환자의 믿음은 의사의 믿음에 의존하고 있고 깊이 연결되어 있기 때문이다.

이런 이야기에서 배울 점은 다른 의사의 소견도 두 번, 세 번 받아봐야 한다는 것이다! 그리고 의사가 사용하는 언어나 태도를 매우 조심스럽게 받아들여야 한다는 것이다. 현재 의료 모델과 보험 체계에서 의사들은 하루에 수많은 환자를 상담할 수밖에 없고, 그 결과 한 명당 10분밖에 상담하지 못하는 경우가 허다하다. 그렇다고 질문하거나 다른 선택지에 대해 묻기를 겁내지 마라. 검사를 받는 동안 이야기를 나눈다는 게 어색하거나 불편하기는 하지만, 의사에게 볼 일을 마친 후(즉 당신이 옷을 다 입었을 때) 이야기를 더 하자고 말해볼 수도 있으며, 혹은 대화에 집중할 수 있도록 별도의 내담 일정을 잡을 수도 있다.

만일 의사가 짜증을 내거나 시간을 낼 수 없다고 하면 다른 의사를 찾아가면 된다. 나아가 의사가 당신과 의사소통하는 방식을 주의 깊게 살펴보고, 당신의 식단과 감정, 스트레스 수치, 여타 생활 습관적 요소까지도 고려해서 말해주는 의사를 찾아보라. 잊지 말자. 당신은 조언을 얻기 위해 그들을 선택했고, 당신에게 가장 득이 되는 방법을 진심으로 찾아주는 의사를 만날 권리가 있다. 나는 대부분의 의사들은 최선의 의도를 갖고 있다고 확신한다. 그럼에도 우리 스스로 환자들이 마땅히 누려야 하는 시간과 관심을 내고자 하는 의사들을 찾아나서야 한다.

어떻게 해야 적절한 질문을 할 수 있는지 도움이 필요하다면 비슷한 진단을 받은 다른 이들에게 지원을 받자. 그들은 자신의 경험담을 들려줄 것이고, 당신의 상황을 명료히 바라보는 데 도움이 되는 어떤 조언도 아끼지 않을 것이다.

- 의사에게 편안하게 질문할 수 있는가? 의사가 당신에게 진단을 내리고 앞으로 어떤 치료를 받을 수 있는지 설명해 주는 방식이 마음에 드는가? 당신의 상태에 대해 더 깊이 질문하려고 할 때 서둘러야 할 것 같은 느낌이 드는가? 의사가 희망적이고 긍정적인 태도를 갖고 있는가, 아니면 냉소적이고 비관적인 전망을 하는가?

지지해 줄 사람들 찾기

온라인상에는 지지 그룹이 많이 있다.(처음이라면 웹사이트 healthfinder.gov/FindServices/에서 찾아보는 것도 좋은 방법일 것이다.) 거기에서 건강과 관련한 주제 및 기관을 훑어볼 수 있다.

페이스북도 자신과 유사한 건강 문제를 겪고 있는 사람들의 지지 그룹을 찾을 수 있는 통로로서, 가능한 치유 방법들에 대해 알 수 있으며, 힘이 되는 이야기나 의료진에 대한 정보를 얻을 수 있다. 사생활 침해가 염려된다면 '비공개' 페이스북 그룹도 있다. 그런 곳에서는 가입자만 정보를 볼 수 있다.

뭔가를 팔려고 하거나 기부를 요구하는 집단은 늘 조심하자. 그들이 전부 나쁜 건 아니지만, 그런 조직의 동기가 무엇인지 살펴볼 필요가 있다. 그저 회원들이 어려운 상황에서 서로 정보를 나누고 격려할 수 있도록 회원들 간의 연결을 도모해 주는 그룹을 찾자. 온라인상의 만남이라 하더라도 공감 어린 목소리로 안부를 확인해 주고 당신이 겪고 있는 독특한 상황을 진심으로 이해해 주는 사람들이 있다는 사실에 치유 여정을 계속해 나갈 힘을 얻을 수 있다.

때로는, 특히 암 진단을 받은 경우에는 의사로부터 하루빨리 기존 의학에서 해오는 치료를 시작하라고 재촉을 받을 수 있다. 그게 최선의 선택이라고 생각하기 때문에 솔직한 심정으로 그렇게 하는 것일 게다. 그러나 암은 하루아침에 심해지지 않는다는 사실을 잊지 말자. 며칠을 두고 숙고해 보자. 마음을 고요히 하고 호흡을 하면서, 머릿속에서 휘몰아치는 겁에 질린 생각들을 잠잠히 가라앉혀 본다. 직관의 소리를 들을 수 있도록 조용한 공간을 마련하고, 자료들을 찾아보고, 다른 선택지에 대해서도 알아본다. 그렇게 한다면 적어도 다음 단계로 넘어갈 때 스스로를 위해 최선의 선택을 하고 있다는 자신감을 가질 수 있을 것이다.

이 책에 등장하는 전문가들은 하나같이 우리가 가능하다면 최고의 의학적 조언을 구하고 적절한 진단을 받아야 하지만, 예후는 본인이 직접 만들어가야 한다는 사실에 동의한다. 당신이 무엇을 할 수 있는지에 대해 누구도 당신 대신 결정하게 하지 말자. 스스로 조사해 보고 긍정적인 치유 사례를 찾아보자. 자기 희망은 자기가 지키자!

"누구도 과거로 돌아가 새로 시작할 수는 없지만, 누구든 지금부터 새로 시작해서 새로운 결말을 만들 수는 있다."

—칼 바드Carl Bard

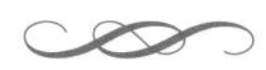

자신의 진단을 믿고, 스스로 예후를 만들어라

우리는 흰 가운을 입은 사람에게 너무 많은 권한을 주고 있다.

한번은 어떤 사람이 내 집무실로 들어왔는데 의사에게 엄청난 진단을 받고 예후에 대해 듣고 왔다며 엉엉 울고 있었다. 그래서 내가 말했다. "잠깐만 계셔보세요." 나는 밖으로 나가서 흰 가운을 입고 '마이클 벡위스 박사'라고 적힌 명찰을 가운에 달았다. 내가 다시 들어가서 말했다. "저는 마이클 벡위스 박사입니다. 환자분 삶이 이제 더 좋아질 거라는 사실을 아셨으면 합니다. 굉장히 멋진 모닝콜을 받으신 거고요. 환자분은 이제 나쁜 습관의 악순환을 깨뜨릴 것이고 그러면서 신체적 변화를 보게 될 겁니다." 그러고서 처방약을 쥐고 다시 말했다. "이 말을 스스로에게 매일 해주세요. 그리고 이 약을 드세요. 30일 후에 다시 오셔서 어떤지 말씀해 주시고요."

울면서 나에게 왔던 그 환자는 자기 힘을 다른 사람에게 줘버렸었다는 사실을 깨닫고 웃으면서 나갔다. 의사를 찾아가지 말라거나, 좋은 의학적 조언을 따르지 말라는 말이 아니다. 다만 외부의 권위자에게 자기 자신을 송두리째 맡겨버리면 당신은 두 번 희생양이 될 수밖에 없다는 말이다. 처음엔 병과 진단의 희생양이요, 그 다음은 당신 삶에서 어떤 일이 일어날 거라고 말하는 권위자의 희생양이 되는 것이다.

—마이클 B. 벡위스

좋다. 진단을 믿으라. 그래야 그것을 가지고 뭘 할 수 있으니 말이다. 그러나 예후는 믿지 말자. 예후란 누군가가 "앞으로 3개월 남았습니다" "60퍼센트가 6개월 후 죽습니다"라는 식으로 말하는 것이다. 이것은 마치 한 해의 평균 기온을 알고 있을 뿐이면서 그걸로 지금 기온이 몇 도인지 말하는 것과 같다. 만일 뉴욕 시에서 온 사람이라면 평균 온도는 24도겠지만, 그것이 지금 현재 기온을 말해주지는 않는다. 상관 관계가 전혀 없다. 그 누구도 당신의 예후를 예상할 수 없다. 그러니 가능한 최상의 예후를 선택하지 않을 이유가 무엇인가?

그 다음, 현재 우리의 지식 단계에서는 질병 관련한 유전자 변이의 오직 5퍼센트만이 완전 침투적이라는 사실에 주목하자. 이는 곧 모든 사례의 95퍼센트는 질병의 결과를 바꾸도록 뭔가를 할 수 있다는 뜻이다.

—디팩 초프라

통계는 비개인적인 것이지만, 당신은 한 개인이다. 그 누구도 당신이 무엇을 할 수 있는지, 어디로 갈지 알지 못한다. 만일 누군가 "당신이 앓고 있는 암에서 회복될 가능성은 1퍼센트도 되지 않는다"고 말했다면, 글쎄 누군가는 그 1퍼센트가 되어야 하지 않을까? 그리고 그게 당신이 되지 못할 이유가 무엇인가? 내가 연구한 환자들을 보면, 중요한 것은 그들의 반응이었다. 그들은 모두 살날이 3개월 남았다는 말을 듣고 이렇게 반응했다. "음, 1퍼센트 안 되는 가능성이라도 있다면, 그럼 제가 그 1퍼센트가 될게요. 1년 뒤에 돌아와서 당신이 틀렸다는 걸 말해주겠습니다."

난 이런 패기가 좋다. 그건 그들이 회복되기 위해서라면 무엇이든 기꺼이 바꿀 준비가 되었다는 뜻이기 때문이다. 이런 사람들이 다 똑같은 방식으로 낫지는 않는다. 그러나 그들은 어디가 되었든 상황이 이끄는 곳으로 기꺼이 가고자 하며, 과거의 어두웠던 부분도 들여다보려고 하고, 별로 좋지 않았던 자신의 식단도 돌아보려고 하며, 또 그다지 좋지 않았던 인간 관계들도 들여다보고자 한다. 그들은 뭐가 되었든 면역 체계가 최적으로 작동하지 못하게 막고 있는 게 무엇인지 기꺼이 들여다보고자 한다. 어딘가로 기꺼이 가고자 할 때 우리는 그리로 갈 수 있다.

—켈리 터너

우리 작업에 함께한 사람들 중 수없이 많은 이들이 앞으로 6개월 혹은 3개월 남았다는, 마치 저주와도 같은 말을 들었다. 그들은 앞으로 더 살 수 없으니 서류를 정리하고 주변을 정돈하라는 말을 들었다. 그들은 그런 생각을 아무런 분석 없이 받아들이거나 믿거나 굴복하지 않았다. 그렇게 했다면 자신의 자율 신경계에 그런 운명을 프로그래밍했을 것이다. 그 대신 그들은 이렇게 말했다. "잠깐만요. 전 이거 바꿀 수 있을 것 같은데요." 그들 중엔 병에서 완전히 나은 이들도 있고, 그 후 2년을 더 산 사람들도 있으며, 아직도 열심히 바꿔나가는 중인 이들도 있다.

나는 사람들이 어느 정도 자신의 힘을 되찾아야 한다고 생각한다. 우리는 정보의 시대에 살고 있고, 정보의 시대에 무지는 하나의 선택이다. 25년, 30년 전에는 의사에게 가면 의사가 당신에게 어떤 병에 걸렸다면서, "이것이 당신에게 필요할 절차입니다"라고 말했다. 사람들 대부분은 그저 서류에 서명을 하고 "네, 그 절차를 따르겠습니다"라고 말했다.

오늘로 시간을 되돌려보자. 누군가가 진단을 받는다. 의사는 환자에게 어떤 치료 선택지들이 있다고 말해준다. 환자는 집으로 가서 인터넷에 접속해 그 병에 대해 몇 시간이고 조사를 하고, 기존 치료법과 대체 치료법을 모두 살펴본다. 그리고 병원에 다시 찾아가서 이렇게 말할 수 있다. "음, 저는 이렇게 생각합니다. 이 치료법을 받아보고 싶어요." 혹은 "이걸 시도해 보고 싶어요." 그러면 의사는 "전 그쪽은 전혀 모릅니다" 혹은 "그게 효과가 있을 것 같지 않습니다"라고 말할 수도 있다. 그러면 환자는 의사를 바라보면서 이렇게 말한다. "다른 병원을 가봐야 할 것 같네요. 저를 지지해 주고 제가 원하는 생활 방식을 지지해 주는 분, 제가 변화할 수 있는지 함께 지켜봐 줄 분을 찾고 싶습니다."

이때 주의할 점이 하나 있다. 우리는 우리 학생들 모두에게 지속적으로 점검해 볼 것을 당부한다. 다시 말해 이것은 부정否定의 문제가 아니라 정보의 문제이다. 당신이 더 확신이 간다거나 쭉 훑어본 결과가 이것이라면, 가령 3개월 기한을 두고 당신이 뭘 할 수 있는지를 지켜보자. 그 3개월이 끝날 때 다시 점검해 본다. 만일 상태가 똑같거나 더 나아졌다면 계속해서 그렇게 하고, 어쩌면 거기에 한두 가지 다른 치료법을 더할 수도 있다. 더 나빠졌다면 필요한 변화를 얻는 데 도움이 될 약간 더 강도 높은 방법을 써봐야 한다. 그러므로 이것은 방치가 아니다. 이것은 정보를 묻어두는 게 아니다. 환자인 당신이 어떤 결과를 만들어낼 수 있는지 면밀히 지켜보고, 점검하고, 피드백을 얻는 문제이다.

어떤 진단을 받았을 때 사람들은 이 점을 반드시 알아야 한다. 다른 선택지가 있는지 숙고해 보지도 않고, 뭔가를 다르게 해 볼 필요가 있다거나 새로운 선택을 해야 할 때일 수도 있다거나 어떤 감정들을 넘어서고 제한된 사고를 극복해야 할 때일 수도 있다는 점을 생각해 보지도 않고 무작정 예후의 희생양이 되지는 말아야 한다. 이 점을 이해할 수 있다면, 그렇게 할 수 있다면, 스스로 변화한 결과로서 더 많은 가능성들이 열린다. 바로 그때 당신은 온갖 마법적인 일들이 당신 삶에서 일어나는 것을 보기 시작할 것이다.

—조 디스펜자

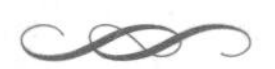

기적의 1마일

수세기 동안 사람들은 4분 안에 1마일(1.6킬로미터—옮긴이)을 달리는 건 불가능하다고 믿었다. 1952년 올림픽 육상 경기에서 4위를 차지한 영국의 로저 배니스터는 1마일을 4분 안에 뛰는 1번 타자가 되어야겠다고 굳게 마음먹었다. 2년 뒤, 1954년 5월 6일, 이 25세의 의대생은 1마일을 3분 59.4초에 뛰었고, 이것은 '기적의 1마일'로 불리게 되었다.

이것은 그 자체로 비범한 업적이기는 하지만, 이 이야기에서 내가 가장 좋아하는 부분은 바로 불과 46일 뒤 호주의 존 랜디가 배니스터의 기록을 깨고 1마일 신기록을 세웠다는 점이다. 그리고 얼마 지나지 않아 또 다른 육상 선수들이 1마일을 4분 안에 달리기 시작했다. 로저가 믿음의 패러다임을 깨뜨려 다른 이들도 그렇게 할 수 있다고 믿게 만들었고, 실제로 다른 이들이 그렇게 한 것이다! 이것은 인간의 몸과 영이 지닌 힘에 대한 놀라운 증거가 아닐 수 없다.

"나는 용감하다! 트랙에서 그 누구와 붙는대도
나는 겁나지 않는다. 이건 꿈이 아니다. 현실이다."
—로저 배니스터Roger Bannister

- 어떻게 하면 로저 배니스터의 추진력을 당신의 삶 속에도 흐르게 할 수 있을까? 당신의 삶에서 바꿀 수 없다고 느끼는 부분은 무엇인가? 어떻게 하면 그 패러다임을 깨뜨릴 수 있을까? 불가능을 현실로 만들려면 무엇이 필요할까?

전문 의료진들은 선의를 갖고 있다. 그들 대부분은 사람들을 돕고 싶어 하고 생명을 살리려는 강한 열망을 갖고 있기에 의사, 간호사, 간병인이 되었고 의학 분야에서 일하기로 마음먹었다. 그러나 그들 모두가 자신의 말이나 태도가 환자에게 얼마나 크게 영향을 미치는지 자각하고 있는 것은 아니다. 또 안타깝게도 너무 많은 환자들이 병원에 도착했을 때보다 훨씬 희망을 잃은 상태로 병원 문을 나선다.

우리는 우리의 힘을 되찾을 필요가 있고, 자신의 건강에 더 큰 책임을 맡을 필요가 있다. 우리의 병을 진단하는 데 전문가의 도움을 받을 수 있지만, 우리는 스스로 다른 의견을 구하고, 직접 조사하며, 혹시 우리가 바꿀 수 있는 것들이 있는지 찾아보는 등 우리 자신에게도 힘이 있다는 걸 알아야 한다. 점점 더 많은 대체 의학 치료법들이 접근하기도 좋고 가격도 낮아지고 있으며, 이러한 치료들이 주류가 되어가면서 지지 그룹도 늘어나고 있다.

디팩 초프라와 조 디스펜자는 병의 95퍼센트에는 상태가 바뀔 수 있는 무언가가 있고, 따라서 치유의 잠재성이 정말로 존재한다는 점을 우리에게 보여준다. 흔히들 여기까지 가능하다고 여기는 한계를 거부하고 새로운 가능성을 개척해 나간 많은 사람들처럼, 당신도 당신 삶에서 그렇게 할 수 있다. 우리는 무한한 가능성의 세계에서 살고 있다. 원하는 결과에 집중하라. 그러면 생각했던 것보다 당신이 그것에 훨씬 가까이 있다는 것을 깨닫고 놀랄지도 모른다.

4장의 요점

- 플라시보 효과는 조건화, 기대, 의미 부여라는 세 가지를 바탕으로 한다. 긍정적 믿음 자체만으로 몸의 작용이 바뀔 수 있다는 것을 보여준다는 점에서 굉장히 강력한 현상이 아닐 수 없다. 믿음과 기대를 증폭할 수 있는 방법을 찾았다면 몸속의 체계로 더 깊이 들어가서 더욱 강력한 결과를 낼 수 있다.
- 노시보 효과는 부정적인 믿음과 희망의 부족이 실제로 병

과 질환, 심지어 죽음까지 유발할 수 있다는 것을 보여준다.

- 언제나 두 번째, 세 번째 소견을 구하라. 조사를 하고 스스로 배우라. 든든한 지원군이 되어 함께 여러 선택지들을 의논해 볼 시간을 내주는 의사를 찾으라.
- 비슷한 증상을 겪은 사람들의 지지를 받으라. 혹은 비슷한 증상을 겪고 있는 이들과 정보를 나누기 위해 만들어진 온라인 지지 그룹에 함께하라.
- 최상의 의료 전문가들에게 진단을 받되, 예후는 스스로 만들자. 자신에게 무엇이 가능한지 무조건 다른 사람의 의견을 받아들이기 전에 모든 선택지를 고려하자. 용감해지자. 원하는 결과에 집중하고, 극복하고 치유할 수 있는 스스로의 능력을 믿자.

5 저항이라는 질병

받아들이라. 그러고 나서 행동하라. 지금 순간에 무엇이 있든
그것을 당신이 선택한 것처럼 받아들이라.
맞서는 대신 늘 그것과 함께 흐르라……
이것이 당신 삶 전체를 기적적으로 바꿔놓을 것이다.
—에크하르트 톨레Eckhart Tolle

내가 이야기를 나누는 영적 교사들은 지금 순간에 머무르는 것에 대해 자주 말한다. 자유, 평화, 은총, 이끎, 그리고 깨달음—이것들은 모두 결국 지금 순간에 머물 수 있을 때 찾아온다. 이 책에 등장하는 전문가들은 모두 과거의 후회와 분노를 되새길 때나 미래의 최악의 시나리오를 상상할 때 스트레스가 생긴다고 입을 모은다. 지금 순간 내가 처한 상황을 받아들일 때 거기서 자유와 치유가 시작된다.

내가 〈치유Heal〉를 다큐멘터리로 제작하고 또 책으로도 쓴 데에는 몇몇 병의 진단에 대한 우리의 믿음을 바꾸고 싶다는 이

유도 있었다. 암 진단은 대부분의 사람들을 공포의 소용돌이 속으로 몰아넣는데, 그건 우리가 암을 자동적으로 사형 선고와 연결시키기 때문이다. ALS(근위축성 축삭경화증, 일명 루게릭병), MS(다발성경화증), 라임병, 류머티즘 관절염 같은 퇴행성 질환 및 자가 면역 질환 역시 비슷한 반응을 불러일으킨다.

다큐멘터리를 제작하는 과정에서 나는 방금 언급한 질병들에서 완전히 나은 이들의 이야기와 증언을 각 질병마다 최소한 한 명씩은 들었다. ALS, 즉 루게릭병도 포함해서 말이다. 따라서 이러한 질병들에 대한 믿음의 패러다임을 깨뜨리는 일은 정말 가능하다. 그게 가능하다면, 우리가 가능성과 잠재성에 에너지를 더욱 집중하면 할수록 이러한 질병의 두려움으로 인한 믿음도 더 쉽게 바꿀 수 있을 것이다. 두려움과 스트레스는 면역 체계를 가로막고 질병의 진전을 가속화할 뿐이다. 우리는 두려움을 깨뜨리고, 저항을 멈추고, 다른 이야기를 하기 시작해야 한다.

저항은 무용지물이다

세상에 나가보라. 모두가 어마어마한 문제더미를 안고 있다. 그러나 사실은 그렇지 않다. 그들은 저항하는 환경 안에 있을 뿐이다. 그들의 에고가 "이렇게 되어서는 안 돼"라고 말하는 환경 말이다. "저 사람들은 나에게 저렇게 말해선 안 되지." "저 차가 내 앞으로 저렇게 끼어들면 안 되지." "내가 아파선 안 되지." 바로 거기에 고통이 있다. 우리는 삶과 조화롭지도 않고 삶을 받아들이지도 않고 있다. 그것이 질병의 전조인 불편함을 만들어내고, 이 불편함은 분명 우리 몸에 드러나게 되어 있다. 바로 그래서 내가 '편치 않음dis-ease'(질병)이라는 단어를 좋아하는 것이다.

의사가 이렇게 말했다고 해보자. "죄송하지만, 나쁜 소식을 전해드려야겠습니다. 검사 결과가 나왔는데 악성입니다. 암에 걸리셨습니다." 이때 이 정보 자체는 그저 정보일 뿐이다. 그건 당신의 인식 말고는 아무것도 바꾸어놓지 않는데, 이제 당신의 인식이 두려움을 만들어낼 것이다. 그 두려움은 당신이 최악의 시나리오를 상상함으로써 만든 허구의 것이다. 고통은 우리가 어떤 정보에 대해 스스로에게 들려주는 '이야기'에 의해 만들어진다.

어떤 종류가 되었든 치유와 자유로 가는 첫 번째 단계는 바로 수용이다. 현실은 현실이다. 에고의 마음은 현실이 다르기를 바라는데, 바로 거기에 고통이 있다. 수용할 때 우리는 이제 갑자기 삶과 조화 속에 있게 된다. 물론 우리는 그 다음에 무엇을 어떻게 하고 싶은지 선택할 수 있다. 삶에서 이것은 참으로 간단하다. 어떤 상황에 대해 우리는 무엇인가를 할 수도 있고 하지 않을 수도 있다. 대부분의 사람들은 둘 중 어느 것도 하지 않고 그저 저항만 한다. 원치 않는 상황에 대한 저항, 그에 대한 좌절과 분노, 그리고 희생자 의식은 전부 다 에너지적으로 그런 상황의 전조가 되는 감정들이며, 결국 이것이 그 상황을 지속시키게 된다.

—피터 크론

우리는 희생자가 아니다. 우리는 창조자이다. 삶에 스트레스를 더할 때 우리는 질병을 만들어낸다. 삶에서 스트레스를 제거하면 우리는 질병을 없앨 수 있다. 자연 치유spontaneous remission라는 개념은 진짜이다. 심각한 암에 걸려 임종 직전에 이르렀어도 하룻밤 만에 암을 없애버릴 수 있다. 어떻게? 유전자를 바꿔서가 아니라 바로 삶에 대한 인식과 믿음을 바꿈으로써!

—브루스 립턴

우리는 현실을 받아들여야 한다. 그 현실에는 고통스런 진단도 포함될 수 있다. 지금 일어나고 있는 일에 저항하는 것은 치유에 필요한 귀중한 에너지를 다른 데에 다 써버리는 짓이다. 그러나 우리는 예후를, 혹은 궁극적으로 우리에게 어떤 일이 벌어질지에 대한 누군가의 의견을 받아들일 필요가 없다. 켈리 터너가 인터뷰한 사람들 중에는 불치 판정에 반항하다시피 한 이들이 많다. "이 병이 나를 쓰러뜨릴 리 없어요." 이것은 진단에 대한 부정이 아니라 예후에 대한 건강한 저항이다. 다시 말하지만 믿기 전까지 그 예후는 현실이 아니다. 그 대신 그들은 자기 삶에서 지금 벌어지고 있는 일을 받아들였고, 낫기 위해 필요한 것이라면 무엇이든 바꿔나갔다.

중력에 줄곧 저항하면서 산꼭대기로 바위를 밀어올리고 있다고 생각해 보자. 어마어마한 에너지가 들 것이다. 현실은 바위이고, 당신이 싸우고 있는 중력은 당신에게 영혼의 진화 방향을 보여주고자 하는 자연 지능이다. 건강한 상태에 있지 않을 때 우리는 에너지를 낭비하거나 두려움과 저항으로 면역 체계를 압박할 여유가 없다. 우리는 현재 상황을 받아들여야 하고, 그것이 값진 메시지를 전해주리라 믿어야 하며, 자신의 건강에 대한 책임을 떠안아야 한다. 지지 그룹도 찾아야 하고, 생활 습관을 바꾸고 스트레스를 제거하며 감정과 핵심 믿음을 처리하는 등의 어려운 과정도 거쳐야 한다. 이것이 진정한 전인적 치유이다. 이 길의 어려움은 바로 거기에 전념해야 하고 용기가 필요하다는 점이다. 안타깝게도 편리와 즉각적 만족이 중요해진 현대 사회에서 우리는 쉽사리 '빠른 회복'이라는 마케팅의 먹이가 된다.

- 삶의 어떤 영역이 되었든 저항하는 부분이 있는가? 현재의 상황을 받아들이기 위해 어떤 행동을 하고 있는가? 저항과 희생자 의식에서가 아니라 현재의 상황이 줄 메시지나 교훈, 선물에 대한 호기심으로 이 상황을 바라볼 수 있는가?

빠른 회복이 정말로 회복일까?

오늘날에는 세계 어느 나라든 사람들의 돈 대부분이 의료 시설로 들어가지만, 의료 관련 통계 수치는 가히 최악이라 할 수 있다. 문제는 이것이다. 제약 산업은 기업 산업corporate industry이다. 기업이란 무엇인가? 사람들이 돈을 투자해야 이윤을 남길 수 있는 시스템이다.

—브루스 립턴

서구 의료는 대규모 비즈니스이다. 판단을 내리고 싶지는 않지만, 사람들은 그것이 비즈니스라는 사실을 꼭 알아야 한다. 만일 서구 의료 시스템이 진실로 사람들의 건강을 생각한다면, 제약 회사들은 약 판매량이 떨어질 때 축하를 해야 할 것이다. 지금은 내가 그쪽에 몸담고 있지 않지만, 난 그런 일이 일어날 거라고는 보지 않는다. 서구 의료 시스템은 사람들로 하여금 계속 증상을 관리하면서 살아가게 만듦으로써 큰돈을 번다. 애초에 환자의 그런 불균형이 왜 생겼는지 근본 원인을 파헤치지는 않는다는 말이다.

—피터 크론

나는 제약 회사의 제품들을 조사하면서 전반적으로 어떤 패턴을 발견했다. 우리는 건강에 어떤 문제가 있다는 진단을 듣는데, 사실은 그게 꼭 문제가 아닐 수도 있다. 진단을 듣고 나면 우리는 그 문제를 알게 됨으로써 생긴 두려움을 해소하기 위한 제품을 받는다. 그 제품이 해당 문제를 해결해 줄 거라는 말도 듣는다. 그러나 제품의 설명 문구를 자세히 읽어보면, 문제 해결을 위해서 받은 바로 그 제품이 실은 애초에 해결하고자 했던 그 문제를 만들어내고 지속시킨다는 사실을 알게 될 것이다.

항우울제나 여타 정신과 질환 약물의 경우가 그러하다. 현재 우리는 이런 약물들이 실제로 장기적인 우울을 촉진할 수 있다는 사실을 알고 있다. '지연성 불쾌감tardive dysphoria'이라는 용어를 설명 문구에서 실제로 찾을 수 있다. 이는 심지어 제산제에도 해당되는데, 실제로 이 약을 끊는 순간 병리적으로 높은 수치의 산酸이 생성된다. 이것은 적응하고자 하는 몸의 자연스런 경향으로, 제약 회사 제품 형태의 화학 물질을 장기간에 걸쳐 주입할 때 몸은 그것에 아주 잘 적응하여 새로운 기준치를 만들어내는 것이다.

이런 현상을 차치하더라도, 우리는 약의 효과에 대해서도 살펴봐야 한다. 이런 약들이 정말로 효과가 있을까? 이런 위험을 감수할 만한 것일까? 나타난 증거들을 보면 사실 훨씬 더 염려스러운데, 수많은 증거가 이러한 의약품이 플라시보 약보다 더 나을 게 없음을 시사하고 있기 때문이다. 말할 것도 없이 플라시보 약이라면 그러한 위험을 초래하지도 않을 테니 말이다.

나는 약을 복용할 때 그것의 위험과 유익함에 대해, 또 대안에 대해 되도록 많이 아는 것이 모든 환자의 권리라고 생각한다. 안타깝게도 오늘날 대부분의 의사들은 환자들과 그러한 대화를 나눌 만한 입장에 있지 않다. 우리는 제약업계의 설명 문구들에만 선별적으로 노출되어 있기 때문이다.

—켈리 브로건

나는 제약 회사에 어떤 반감도 없다. 그들은 사람들이 화학적 균형을 되찾아 건강을 회복하도록 돕는 큰일을 하고 있지 않은가. 문제는 우리 자신이 실제로 얼마나 강력한 힘을 갖고 있는지 그들이 그 진실을 우리에게 말해준다는 확신이 없다는 것이다. 무심코 비밀이 누설되는 순간 약은 덜 팔릴 것이니 말이다.

그래서 나는 이 모든 약들의 효능에 대해, 그리고 어떤 연구 논문들이 공개되고 있는지에 대해 의문을 제기한다. 자주 있는 일이지만, 약이 효과가 있다는 실질적 증거를 제시하지 않는 논문은 절대로 과학적 논문으로 평가받지 못한다. 가령 어떤 약에 관해 쓴 논문이 38편 있다고 해보자. 그중 실제로 공개되는 것은 18~19편뿐일 수 있다. 시장 조사 결과를 제시하지 않는 논문은 공개되지 않는다. 그래서 나는 사람들이 정보를 더 많이 접하고 스스로 정보를 찾아나갈 수 있게 되면서 점점 투명성이 생겨나고 있다고 생각한다.

—조 디스펜자

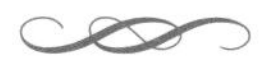

제약업계에서 일한 적 있는 유기화학자 데이비드 R. 해밀턴은 나에게 약이 어떻게 만들어지는지 설명해 주었다. 제약 회사의 과학자들이 자연에서 식물을 가져다가 백 가지 성분을 추출한다. 그런 다음 이런 성분이나 물질 중 한두 가지 혹은 두세 가지가 가령 항염 작용에 효과가 아주 뛰어나다는 사실을 발견한다. 그러면 유기화학자는 그 물질을 가져다가 기하학적 구조를 똑같이 유지한다는 전제 하에 수많은 변형들을 실험해, 마침내 원래 성분보다 백 배 더 강력한 한 가지 변형을 찾아낸다. 그것이 결국에는 특허를 받고 약으로 만들어진다.

데이비드의 설명에 따르면, 자연에서는 식물에서 발견된 수백 가지 성분들이 모두 목적에 맞게 작용했다고 한다. 자연계에서 발견된 완벽한 수학적 비율에 따라, 한두 가지는 유익함을 주고 나머지는 부차적 손상을 완화시키는 역할을 했다. 자연은 그런 식으로 부작용이 전혀 없도록 설계한 것이다. 그러나 알약으로 만든 화학 물질이나 합성 물질은 늘 그렇지는 않다. 부작용이 흔하고 때로는 위험하기까지 한데, 특히 다른 약물과 함께 복용했을 경우 그렇다. 게다가 부작용은 애초에 그 약이 고치고자 했던 문제보다 더 큰 피해를 몸에 줄 수 있다.

데이비드는 약을 만드는 자신의 역할에 환멸을 느껴 결국에는 업계를 떠났다. “저는 그저 암을 고치고 싶다는 바람으로 젊은 과학자로서의 커리어를 쌓기 시작했어요. 나중에 알고 보니 제약업계의 동료들과 친구들 대부분, 또 과학자들도 모두 생명을 구하고 싶어 한 거였고요. 그런데 회사에서 높은 자리로 올라가면 그 목표가 바뀌기 시작하더군요.” 그의 말이다.

이 책은 알기 위한 것이지 판단하기 위한 게 아니다. 그러나 제약 산업은 영리 목적의 사업이며, 건강한 사람들이 많을수록 그들의 수익은 그만큼 줄어든다는 사실을 반드시 인지하고 있어야 한다. 또한 돈의 규모가 큰 곳에서는 이윤을 보호하기 위해 그만큼 투명성이 떨어질 수 있다는 점 역시 알아야 한다. 일부 비우호적인 연구는 절대로 공개되지 않는다는 사실이 이를 반증한다.

그렇긴 하지만 모든 약이 나쁘다는 말은 아니다! 일부 놀라운 약들과 진단 기술을 사용할 수 있다는 것은 우리에게 큰 행운이다. 감염이나 이미 많이 진행된 질환, 혹은 생명을 위협하는 부상과 같은 위급 상황에 진통제라든지 여타 약들이 출혈을 막고 생명을 구할 수 있다. 응급 상황에서는 일부 약들과 수술적 개입으로 먼저 몸을 안정되고 관리 가능한 상태로 만들어놓아야 하며, 그런 이후에야 몸이 스스로 자연 치유되도록 거들 수 있는 것이다.

그러나 대다수 만성 질환의 경우 여러 해로운 부작용 때문에 제약 회사에서 만든 제품들이 몸의 균형을 훨씬 더 심하게 무너뜨릴 수 있으며, 우리는 그런 부작용을 막기 위해 더 많은 약을 먹어야 할 수도 있다. 그리고 마지막으로 이 점을 생각해 보라. 존스홉킨스 대학의 연구에 따르면, 의원성 질환(의료진의 행위 혹은 의료 처치의 결과로 생긴 질환이나 부상)이 미국 내 주요 사망 원인 중 암과 심장 질환에 이어 3위를 차지한다.[10] 주도권을 갖고, 치유의 힘을 되찾으며, 최대한의 정보를 활용한 최선의 선택을 하고 싶다면 전체 그림을 의식하고 있어야 한다.

"우리 몸과 우리 세계의 문제들을
아주 이상한 포장지에 싸인 선물로 바라볼 수 있을 때만
우리는 우리의 영을 깨우는 진화의 여정을 시작할 수 있다."
—대런 와이스먼

우리는 질병이라는 메신저에 귀 기울여야 한다

제약 회사에서 만든 의약품으로 증상을 관리하고자 할 경우 지

금 내가 선택하려는 것이 무엇인가 하는 더 중요한 질문을 스스로에게 던져야 한다.

고치 안에서 밖으로 나오려 애쓰고 있는 애벌레 이야기를 나는 굉장히 좋아한다. 고치에 조그만 구멍이 나 있는데, 가까이에 있던 한 남자가 보니 애벌레가 나오려고 기를 쓰는 모습이 딱해 보였다. 그래서 그는 가위를 가져다가 고치 끝을 잘라주었다. 애벌레는 결국 날지 못하는 나비가 되어 죽고 말았다. 애벌레는 사실 그렇게 애쓰며 고치에서 빠져나오는 과정을 거쳐야만 날 수 있는 힘을 얻기 때문이다. 나비가 되어 날 수 있기 위해서는 그 과정을 물리적으로 거쳐야만 하는 것이다.

—켈리 브로건

사람들은 존재론적 위기를 겪고 있다. 깨어나려고 하는 뭔가가 그들 안에 있다. 그들이 그러한 불안을 겪고 있는데 누군가 그 불안을 멈추게 할 수 있는 알약을 준다. 때로는 균형을 얻기 위해 불안을 완화시켜 줘야 한다는 말을 하려는 게 아니다. 대개 우리는 그러한 불안 속으로, 그러한 불안정함과 고통 속으로 깊이 들어가야만 그 뒤에 뭐가 있는지를 볼 수 있다는 말을 하려는 것이다.

종종 우리 정체성의 낡은 부분이 떨어져나간다. 새로운 것이 나타나려고 한다. 우리는 겁이 난다. 그래서 약 같은 것으로 그것을 잘라내 버리고 싶어 한다. 그런 약들은 우리를 계속해서 무감각하게 만들 것이고, 우리 자신과 끊어져 있게 만들며, 창조성을 막아버릴 것이다.

그러나 그러한 위기, 그러한 진단은 우주가 "자, 이제 깨어나"라고 말하는 것과 같다. 우리는 약이라는 무기로 스스로를 마취시키기를 원하지 않는다. 가끔 그런 약은 패스트푸드이기도 하고, 분주함이기도 하고, 담배나 알코올이기도 하며, 때로는 제약회사의 약품들이기도 한다. 우리는 멈추기를 원한다. 우리 안을 들여다보길 원한다. 그리고 정말로 바뀌고 변화되기 위해, 그리하여 더 멋진 모습의 내가 되기 위해 필요한 질문을 하길 원한다.

—마이클 B. 벡위스

서구 의학이 최대의 축복인 경우도 있지만, 그저 맹목적으로 약을 먹기 위해 먹는 경우도 많다. 달리 어떻게 해야 할지 모르기 때문이다. 서구 사회는 통증, 증상 혹은 질병을 문제로 바라보지만, 몸의 통증과 증상, 질병은 우리의 잠재의식으로 들어가는 관문이다. 마음을 열고, 지금 삶에서 겪고 있는 것을 싸움이나 실패, 뭔가 고쳐야 할 것이 아닌 하나의 '피드백'으로 바라보라. 그것은 사실 대화이다. 이 통증이나 질병이라는 대화에서 어려운 점은 그게 대부분 사람들이 그리 잘 구사하는 언어가 아니라는 점이다.

어깨의 통증은 당신이 여덟 살 때 따돌림당했던 경험에서 올 수도 있다. 지금 겪고 있는 소화 장애는 당신이 세 살 때 동생이 태어났는데 엄마가 너무 바빠서 당신이 버려졌다고 느꼈던 경험에서 온 것인지도 모른다. 허리 통증은 당신이 어머니 자궁에 있었을 때 어머니가 느꼈던 어떤 느낌에서 온 것일 수도 있다.

세포들은 기억하고, 그런 기억들이 건드려지면 우리는 각각의 경혈經穴 자리를 통해 반응을 보이게 된다. 그래서 그저 증상을 제거하고 박멸하고 싸워야 할 것으로 보지 말고 메신저로 보아야 한다. 그 증상과 통증, 질병은 당신에게 심오하고 강력한 메시지를 주고 있다. 메신저를 죽이지 말라. 증상과 스트레스 요인을 통해 메시지를 전해주고 있는 메신저에게 자기 사랑으로 화답하라. 메신저에게 다음과 같은 다섯 가지 기본 양식을 주라. 바로 충분한 수분과 양질의 음식, 긴 휴식, 운동, 그리고 자신의 힘을 (빼앗기지 않고) 갖고 있는 것이다. 그게 바로 자신의 최대치의 치유력에 접근할 수 있는 열쇠이다.

—대런 와이스먼

근본적 치유 생존자들을 인터뷰하면서, 나는 하와이의 카후나 치료사kahuna healer(기도술사—옮긴이), 중국의 전통 한의사, 인도의 베다 치료사Vedic practitioner와 아유르베다 치료사 등 그들의 대체 의학 치료사들도 함께 인터뷰했다. 그들이 모두 입을 모아 말한 것은 이 몸이 그저 음식만 소화시키려고 있는 게 아니라는 것이다. 우리의 신체는 우리가 감정을 소화하도록 도와주기 위해서 있는 것이기도 하다.

예를 들어 중국 한의학에 따르면 폐는 슬픔을 소화시키고 간은 분노를 소화시킨다. 각각의 장기臟器가 각 감정의 처리를 담당하고 있는 것이다. 이는 당신이 만일 큰 슬픔을 느끼고 있다면 폐에 문제가 있을 수 있다는 뜻이다. 전통 한의학 관점에서 암의 위치는 종종 어느 부위에 감정 작업이 필요한지 나타내는 표지로 여겨진다. 그래서 갑상선암이나 후두암은 5번 차크라와 연관이 있을 수 있고, 따라서 그 사람은 자신의 목소리를 찾아 소리 내어 말할 필요가 있는 것이다.

—켈리 터너

이 책에 나오는 전문가들을 인터뷰하고 나서 나는 인체가 마음, 감정, 의식consciousness과 깊이 연관된 지적인 시스템이라는 것을 더욱더 확신하게 되었다. 몸은 우리의 가장 큰 동지이며, 우리와 계속 의사소통하면서 우리 영혼의 진화를 도와주려고 노력하고 있다. 고대의 전통에 따르면 여러 가지 감정들은 각각의 장기들과 연관되며, 신체 각 부분은 경혈을 통해 각각의 장기들과 에너지적으로 연결되어 있다. 수많은 통합 의학 의사들과 주술사, 아유르베다 치료사, 한의사, 그 밖의 치료자들이 그 암호를 풀고 있으며, 모든 게 연결되어 있고 의미를 지니고 있다는 사실이 낱낱이 밝혀지고 있다. 우리는 그저 잠재의식으로 기능하는 몸의 언어를 구사하는 법을 배우기만 하면 된다. 얼마나 놀랍고 똑똑한 시스템인가!

몸의 언어 배우기

몸의 언어와 잠재의식을 해석하도록 도와주는 많은 방법이 있다. 응용운동학applied kinesiology 혹은 근반응 검사muscle testing도 어떤 증상이나 질환의 근본 원인을 파헤치도록 도와주는 방법 중 하나이다. 근반응 검사는 1964년 카이로프랙터 조지 굿허트George Goodheart에 의해 창안되었다. 그는 인체의 모든 근육이 각각의 경혈과 연결되어 있으며, 전통 한의학에서 말하는 이 에너지 통로들이 또한 모든 장기 및 분비선과 연결되어 있다는 사실을 발견했다.

우리는 말 그대로 거대하고 복잡한 직소 퍼즐인 것이다. 대체 의학의 여러 치료법들과 마찬가지로 근반응 검사에도 늘 회의론자들은 있을 것이다. 근반응 검사는 유용한 도구이지만 아직 과학계에서 완전히 인정받지는 못했다. 그러나 나는 수많은 전인 의학, 통합 의학 치료자들을 만나왔고 또 함께 일하고 있다. 그들은 기존의 검사들로는 밝혀내지 못한 질병과 불균형, 감염의 근본 원인을 아주 훌륭하게 진단해 냈다. 국제응용운동학대학International College of Applied Kinesiology의 웹사이트 icak.com을 통해 공인 치료자들을 검색해 볼 수 있다.

대런 와이스먼은 생명선 기술Lifeline Technique이라는 체계를 개발했는데, 이는 처리되지 못하고 잠재의식과 몸속에 남아 있는 감정과 트라우마에 접근하는 도구로서 근반응 검사를 사용한다. "근반응 검사는, 적어도 지금까지 제가 발견한 바로는, 두려움이 언제 당신의 삶을 끌고 가는지를 가장 효과적으로 알려줍니다. 그 방법을 통하면 이른바 문제나 질병 상태, 부정적인 패턴의 근본에 무엇이 있는지 발견할 수 있습니다." 대런의 말이다.

대런은 근반응 검사는 눈에 빛을 비추면 동공의 반사 반응이 촉발된다든지 무릎 뼈를 두드리면 다리가 올라가는 것처럼 말 그대로 반사적인 반응일 뿐이라고 설명했다. 근반응 검사도 그와 동일한 시스템을 이용한다. 우리는 뭔가를 향해 움직이는 활동 상태에 있든지, 아니면 뭔가로부터 물러나거나 피하는, 반사적이며 두려움에 따른 보호적 상태에 있든지 둘 중 하나이다. 이것이 바로 신경 체계가 작용하는 방식이다. 교감 신경은 '싸우거나 도망가는fight or flight' 반응을 보이지만, 부교감 신경은 치유하고 재생하며 이완하는 역할을 한다. 근반응 검사는 누구든 자신이 어떨 때 아직 처리되지 않은 과거의 트라우마에 감정적으로 건드려지는지, 혹은 어떤 물질이 몸을 약하게 하는지, 어떤 에너지 통로나 장기 시스템이 약해져 있거나 막혀 있는지 발견할 수 있는 아주 간단한 방법이다. 대런은 일단 '편치 않음', 즉 질병의 뿌리에 무엇이 있는지 발견하고 나면, 이 독특한 기술을 이용해 막힌 감정을 처리하고 묵은 에너지를 움직이게 한다. 그는 암, 파킨슨병, 양극성 장애, 우울증, 극심한 알레르기, 자가 면역 질환 등 갖가지 질병을 가진 사람들이 호전되거나 치유되는 것을 보았다.

양자 반사 분석Quantum Reflex Analysis도 응용운동학과 신체의 생명 에너지 장을 활용해 몸의 영양 부족이나 약한 부분, 불균형을 진단한다. 세타 치료Theta healing와 사이-케이PSYCH-K도 근반응 검사를 활용하는 치료법이다.

최면 치료는 몸의 메시지를 번역하고 판독하는 데 활용할 수 있는 또 다른 방법이다. 스탠포드 대학교 의학클리닉에 따르면, "최면은 각성되어 있고 주의력이 깨어 있으며 고도로 집중하고 있는 정상 상태이다. 어떤 영화나 소설에 깊이 빠져 있어서 주변에 대한 자각을 잃어버리는 것과 유사하다."[11] 최면 치료는 환자를 이성적인 마음mind 너머로 데려가서 중독 행동이라든지, 만성 통증이나 암 같은 몸의 증상, PTSD(외상후 스트레스 장애)나 우울증 같은 정신 건강 문제의 뿌리에 있는 감정적 트라우마를 발견하게 해준다. 일단 뿌리에 무엇이 있는지 발견하면 치료자는 환자가 그 사건을 재구성해서 잠재의식을 건강한 상태로 재프로그래밍하도록 도와줄 수 있다.

최면 치료는 효과가 매우 좋아서, 출산시 여성들의 통증을 줄이는 데도 쓰인다. 휴스턴의 MD 앤더슨 암센터 의사들도 수술중 전신 마취 사용을 줄이기 위해 최면 치료를 많이 활용하고 있다. 최면의 힘으로 통증과 불안, 중독을 줄일 수 있음이 수많은 연구들로 입증되고 있으며, 이는 우리의 잠재의식과 신체 건강 사이에 커다란 상관 관계가 있음을 시사한다.

"삶은 어떤 경험이든 당신의 의식 진화에
가장 도움이 되는 것을 가져다줄 것이다."
—에크하르트 톨레

건강 위기는 가장 큰 선물이 될 수 있다

암을 앓았던 사람과 이야기를 해보면 그들은 자신이 받은 가장 큰 선물이 바로 암 진단이었다고 말할 것이다. 그게 자신의 모든 것을 바꾸었고, 정말로 놓아버리고 신뢰하고 믿어볼 기회를 주었기 때문이다. 그것이 가르쳐주는 바가 정말로 크다.

—롭 워긴

처음 돌아왔을 때, 나는 내 삶의 부정적인 경험들에 대해서조차 그것을 경험할 수 있는 기회를 얻어서 감사하다는 마음이 들었다. 모든 경험은 선물이다. 여기에 와서 삶을 경험하기로 우리가 선택한 것이니 말이다. 이제 와 돌아보건대 나는 암을 앓았던 것조차 선물이었다는 것을 알겠다. 그것이 있어 오늘의 내가 있기 때문이다.

—아니타 무르자니

돌아보니 내 삶의 가장 어두웠던 부분들까지도 모두 오늘의 내가 있게 하는 데 한몫 해주었다. 그 점에 감사한다.

—피터 크론

사람들은 위기를 통해 성장한다. 지혜로운 사람들에게 어떻게 성장했느냐고 물으면 대부분은 끔찍한 병을 앓았던 이야기, 혹은 너무 가슴 아프지만 아이를 잃은 이야기, 이혼한 이야기를 들려준다. 무엇이 되었든 패턴을 깨뜨리는 이야기이다. 매트릭스를 깨뜨리는 것이다. 시련의 형태든, 위험의 형태든, 기회의 형태든, 그것은 당신의 삶을 산산이 부서뜨린다. 그동안 스스로에게 해왔던 이야기들, 현실을 구성해 온 방식을 말이다. 마치 조지프 캠벨Joseph Campbell이 말하는 '영웅의 여정'과 같다. 거의 모든 할리우드 영화에 등장하는 통과의례처럼, 예전의 자신은 죽고 당신은 완전히 새로운 차원에서 다시 태어난다.

물리학자 일리야 프리고진Ilya Prigogine은 무산 구조Dissipative Structures 법칙(평형에서 매우 멀리 떨어진 비평형 상태에서는 미시적인 요동의 결과로 무질서하게 흐트러져 있는 주위에서 에너지를 흡수하여 주위의 엔트로피를 감소, 즉 무산시킴으로써 거시적으로 안정된 구조가 출현할 수 있다는 이론—옮긴이)으로 노벨상을 받았다. 그의 말이다. "모든 차원에서 그러합니다. 하늘에서 이루어진 것처럼 땅에서도 이루어지지요. 분자에서부터 가장, 가장 먼 우주에 이르기까지 모든 것은 무너지고, 그리하여 더 높은 차원에서 재구성됩니다."

—조앤 보리센코

'위기危機'라는 한자는 두 글자로 이루어져 있는데, 하나는 '위험'으로 다른 하나는 '기회'로 해석될 수 있다. 질병이나 위기가 최고의 선물이 될 수 있다고 말할 때의 그 의미를 정말로 아름답게 표현해 주는 단어가 아닌가 싶다. 때로 우리는 우주가 슬며시 옆구리를 찔러주는 덕분에 깨어난다. 또 어떤 때는 벡위스 박사의 말대로 우주의 각목으로 뒤통수를 세게 얻어맞고 나서야 주의를 기울이기도 한다. 어느 쪽이 되었든, 성장해서 자기 자신을 최대한 표현할 수 있으려면 우리는 영적인, 때로는 신체적인 연금술의 불로 단련을 받아야 한다.

엘리자베스 크레이그의 이야기

엘리자베스 크레이그Elizabeth Craig는 늘 건강을 철저하게 신경 썼다. 완전 채식에 가까운 유기농, 생식 위주의 식사를 했을 뿐 아니라 침술과 요가도 공부하고 또 실천했다. 하지만 그렇다고 삶에 스트레스가 없었던 건 아니다. 2010년, 결혼을 하면서 그녀는 하던 사업과 친구들마저 포기하고 플로리다를 떠나 캘리포니아의 아파트로 이사를 갔다. 그러고서 2011년, 엘리자베스는 갑자기 어머니를 암으로 여의고 큰 슬픔에 빠졌다. 결혼과 가정 생활도 동시에 내리막길을 걷기 시작했다. 엘리자베스는 슬프고 외롭고 화가 나고 두려웠다. 요가를 계속하면서 긍정적인 마음가짐을 유지하려고 애썼지만 마음 깊은 곳은 흔들리고 있었다. 두통이 자주 찾아오고 현기증을 느꼈으며, 마침내 뭔가 잘못되고 있을지도 모르겠다는 생각이 들었다.

"일 년 동안 병원을 세 번이나 갔어요. 갈 때마다 의사는 다른 검사를 했죠. 하지만 대답은 언제나 '네, 건강 상태는 양호합니다'였어요. 그래서 세 번째 갔을 때 제가 결장 아랫부분, 직장과 만나는 부분이 굉장히 아프다고 했죠. S자 결장 내시경 검사를 해보니 거기 종양이 있었어요."

처음에 의사들은 엘리자베스가 2기나 3기 암이라고 생각했지만, PET 촬영 결과 종양이 간을 비롯해 몇 군데로 퍼져 있는 것이 발견되었다. 충격적이게도 엘리자베스는 항문암 4기였다. 엘리자베스는 4기 암에서 살아났다는 이야기는 한 번도 들어본 적이 없었기 때문에 너무나 겁이 났고, 다시 한 번 소견을 듣기 위해 뉴욕 시에 있는 메모리얼 슬로언 케터링 암센터를 찾아갔다. "어머니가 암으로 돌아가셨는데도, 제가 암 진단을 받았다는 게 정말이지 믿어지지 않더라고요. 전 제가 모든 걸 잘해왔다고 생각했거든요."

두 번째 의사 소견도 암이라는 사실을 확진해 주자, 엘리자베스는 서둘러 항암 화학 요법과 방사선 치료를 받아야 한다고 느꼈다. 치료 계획은 최소 2년 동안 항암 화학 요법과 방사선 치료, 그 다음 수술, 마지막으로 항암 치료를 더 받아야 한다는 것이었다. 이 정도로 진행된 암은 생존율이 3~10퍼센트라는 것이 통계상의 수치였다. 엘리자베스는 침술에 대한 지식이 있었고 평생 자연 의학과 치료법에 관심을 둬왔기 때문에, 즙을 만들어 마시는 것과 전인 치료법에 관심이 갔다. "로켓 과학자인 오빠가 저에게 말했죠. '리지, 평생 동안 즙을 만들어 마셨잖아. 즙을 더 마신다고 해서 목숨을 구할 수 있진 않을 거야. 넌 4기 암이야. 항암 치료를 받지 않으면 이겨내지 못할 거야.'" 엘리자베스는 항암 치료를 받기로 마음의 준비를 하기까지 한 달 반을 더 고민했다.

그러는 동안 엘리자베스는 치료 과정에 도움이 될 만한 대안 치료들을 전부 다 해보기로 결심했고, 자기의 경험이 누군가에게 도움이 되기를 바라면서 치료 과정을 시간 순으로 기록해 두기로 했다. 처음으로 만나본 사람은 양자 반사 분석 의사였다. 몇 가지 검사를 마친 뒤 의사는 엘리자베스가 전에 받았던 치아 근관根管 치료에서 염증이 남아 있었다는 사실을 발견했다. (적절한 세척이 이루어지지 않은 채 근관이 봉합된 사람 중에 암 진단을 받은 이가 상당수 있는 것으로 드러났다. 충치 속의 만성 저

강도 염증이 면역 체계에 지속적으로 부담을 주고, 이것이 원인이 되어 체내 다른 부분에서 암 세포가 자라나 계속 증식해 가는 것이다.) 엘리자베스는 그 치아를 뽑고 염증을 제거했으며, 그 다음에는 체내 독소를 제거하기 위해 간과 담낭, 콩팥을 완전히 해독하기 시작했다. 또한 아가페 국제영성센터Agape International Spiritual Center에 나가 마이클 B. 벡위스 목사의 설교에서 영감과 힘을 얻기도 했다. "아가페 센터로 걸어 들어갈 때마다 벡위스 목사가 내게 필요한 메시지를 정확하게 전달해 줄 것 같았죠." 엘리자베스가 회상했다.

아가페 센터를 다니면서 믿음을 강화하고 친구들과 가족에게서 응원을 받으면서(그들은 엘리자베스의 쌓여가는 의료비를 감당하기 위해 고펀드미GoFundMe[미국의 크라우드 펀딩 사이트 중 하나—옮긴이]에 후원 계좌를 개설했다) 엘리자베스는 마침내 항암 화학 치료를 시작할 마음의 준비를 할 수 있었다. 엘리자베스가 만난 최고의 암 전문의는 엘리자베스가 앓고 있는 암의 유형과 단계에는 다섯 가지의 항암 화학 요법 지침이 있다고 설명했고, 그것을 한 가지씩 순서대로 시도해 볼 것이라며 이렇게 말했다. "첫 번째 방법이 듣지 않으면 두 번째를 해볼 거고요. 그런 식으로 해볼 겁니다만…… 그 마지막 건 걱정 안 하셔도 됩니다. 거기까지 안 갈 거니까요." (음, 무서운 얘기 아닌가?!)

그러고 나서 그는 M&M 땅콩 초콜릿 한 봉지를 엘리자베스의 손에 쥐어주며 말했다. "환자분이 할 일은 계속 살을 찌우는 겁니다. 여기 구내 식당에 가면 커다란 치즈버거도 팔아요." 엘리자베스는 깜짝 놀라서 동행한 친구를 보며 "이게 뭐지!"라는 의미의 손짓을 했다. 그녀는 그 병원을 나와 다른 암 전문의를 찾았다. 세 군데 병원에서 세 명의 암 전문의를 더 만나보고 나서야 엘리자베스는 훨씬 전인적인 방법을 지원해 주는 의사를 만날 수 있었다.

새로운 암 전문의의 진료실을 나오면서 그녀는 우연찮게도 영성 심리학자인 다이앤 포치아Dianne Porchia와 마주쳤고, 다이앤은 그녀에게 명함을 주었다. "애당초 다이앤에게 전화를 한 건 두려워하면서 죽고 싶지는 않아서였어요. 전 죽는 게 두려웠거든요. 다들 저한테 가망이 없어 보인다고 했죠. 하지만 세션을 몇 번 받으면서 전 기적을 느끼기 시작했어요."

다이앤과의 첫 번째 세션은 첫 항암 치료를 받은 날이기도 했다. 나흘 동안 치료 팩을 차고 있어야 했는데, 무시무시한 암 치료의 첫걸음이었다. 다이앤은 엘리자베스가 몸에 침입해 들어오는 항암 치료에 대한 두려움과 함께 그것이 독이라는 그녀의 믿음 또한 잘 떨쳐낼 수 있도록 지도해 주었다. "이것은 약이고, 당신을 낫게 할 겁니다. 당신에게 좋은 거예요." 다이앤은 그렇게 말하면서 엘리자베스가 치료제를 건강한 세포와 조직은 그대로 남겨두고 암 세포만 잡아먹는 조그만 팩맨 캐릭터들(게임의 캐릭터로, 입을 살짝 벌린 동그란 모양의 주인공 팩맨이 쿠키를 주워 먹는 것이 목표이다—옮긴이)과도 같은, 분명한 목적을 가진 약물로 이해하게끔 도와주었다. 다이앤은 무엇보다 엘리자베스가 항암 치료에 대해 갖고 있던 기존의 믿음을 재규정하도록 새로운 의미와 시각을 부여해 주었다.

"나의 조그만 항암 치료 팩맨을 '항암 친구Chemo-sabe'라고 부르기 시작했죠." 엘리자베스가 웃으며 회상했다. "내가 태도를 바꿀 수 있도록, 그것을 독이 아니라 약으로 볼 수 있도록 다이앤이 정말 큰 도움을 줬어요."

엘리자베스는 다이앤과 일주일에 두 번씩 만나서 낡은 행동과 생각 패턴을 놓아버리는 작업을 했고, 그 결과 내재화된 스트레스 상태에서 벗어나 점점 안정되고 편안한 상태를 되찾았다. 작업 과정에서 엘리자베스는 긍정적인 태도에 인심도 넉넉한 자신에게 오래 묵은 부정적 에너지와 어린 시절 처리되지 못한 트라우마가 있었다는 사실을 발견하고 깜짝 놀랐다. 초등학교 시절의 경험을 다루면서 다이앤은 엘리자베스가 스스로에 대해 불쌍하다는 믿음을 키워왔다는 걸 볼 수 있게 도와주었다. 그 믿음은 삶에서 계속 비슷한 경험과 관계를 창조하고 끌어당겼고, 그것들이 다시 "나는 불쌍해"라는 잠재의식의 믿음을 확인시켜 주었다. 그것이 잠재의식이었기 때문에 엘리자베스는 자신이 그렇게 느끼고 있었다는 것도 몰랐고, 힘을 앗아가는 이 믿음의 체계가 그녀 인생의 선택들을 지시하고 있었다는 것도 전혀 몰랐다.

"제가 그렇게 해로운 마음가짐으로 살고 있었는지 몰랐어요. 전 절대로 짐이 되고 싶지 않았고, 그래서 저로서는 사랑을 요구하는 것보다 주는 게 늘 더 쉬웠지요. 도움을 요청하는 법, 연결되는 법을 배워야 했어요. 사랑을 하고 또 받는 법도요. 만약 암 진단을 받았다고 해봐요. 그러면 어디서 나타나는 건지 다들 나와서 자신들이 나를 얼마나 걱정하는지 말해줘요. 그게 아름답죠. 어떤 것보다도 그게 치유에 큰 도움이 되었어요."

그 후 6주 동안 엘리자베스는 아니타 무르자니의 강연을 들으러 다녔고, 벅찬 감동을 받고 희망을 느꼈다. 그것이 결정적인 경험이었다. 엘리자베스는 자신에게도 암을 이길 가능성이 있다고 믿기 시작했다. 《미치도록 섹시한 암*Crazy Sexy Cancer; Peace, Love and Healing*》이나 《하버드 의대는 알려주지 않는 건강법*Radical Remission*》(한국어판 제목—옮긴이)같이 영감을 주는 책을 읽고 다시 한 번 치유가 가능하다는 믿음을 확인했다. '다레Daré'라는 치유 모임에도 나가고, 인디언 스웻 로지sweat lodge(북미 인디언들이 치유나 종교적 목적으로 쓰는 한증 천막—옮긴이)에도 갔다. 스웻 로지에서는 주술사가 담배 한 대접을 집에 가져가라고 주면서 그 안에 그녀의 두려움과 부정적인 생각들을 전부 던져 넣으라고도 했다. 이런 다양한 경험들은 같은 주제를 반복하고 있었는데, 바로 두려움과 부정적인 생각이나 감정을 놓아버리면 치유가 가능하다는 것이었다.

항암 치료 첫 번째 회차가 끝나갈 무렵, 엘리자베스는 몸이 꽤 약해진 것 같아서 다이앤에게 약속된 세션을 취소해 달라고 전화를 했다. 결국 다이앤이 엘리자베스의 집으로 가기로 했는데, 가보니 엘리자베스가 바닥에 웅크리고 누운 채 덜덜 떨고 있었다. 체온이 39.7도까지 올라가 있어서 둘은 즉시 병원으로 달려갔다. 간호사와 의사 들이 항생제를 연신 투여하고 얼음 팩을 쏟아 부었지만 아무 소용이 없었다.

"제 심장 소리가 들렸어요." 엘리자베스가 회상했다. "귓전에서 물과 공기가 울려대는 것 같았죠, 아주 크게요. 열이 계속 올라갔고, 간호사들이 종종걸음을 치면서 다녔어요. 전 이게 끝인 건가 생각했어요. 스물네 시간 뒤 깨어나 보니 오빠가 유리벽 너머에서 노트북을 들고 서 있더라고요. 페이스북에서 저를 위해 그룹 기도가 이루어지고 있다면서 보여줬는데, 백 명도 넘는 사람들이 참여하고 있었어요. 전 생각했죠. '와, 정말로 놀라워.' 그 사랑의 기도가 느껴지는 것 같았어요."

엘리자베스는 퇴원했고, 곧 첫 회차의 항암 치료와 방사선 치료도 끝이 났다. 첫 회차 치료를 마치고 한 달 뒤, 그녀는 치료가 얼마나 효과가 있었는지 보기 위해 다시 병원에 가서 PET 촬영을 했다. 두려움이 거의 손에 만져질 듯했다. 의사가 그녀를 앉히고 말했다. "아주 깨끗합니다." 암이 하나도 없었다. 최소 2년의 고

강도 치료가 필요하다고 했던, 생존율이 3~10퍼센트라던 그 암이 불과 몇 개월 만에 사라져버렸다.

"전 울음과 동시에 웃음이 터지고 말았어요." 엘리자베스가 말했다. "그 의사가 아마 다른 의사들이 오진을 했던 것 같다고 말했거든요."

나는 고강도 치료 지침을 내릴 정도의 4기 암 환자를 오진했다는 것은 전혀 말이 되지 않는다고 생각한다. 의사 입장에서 자신이 받은 교육에 근거할 때 4기 암이 그렇게 빨리 나을 수 있다고는 도저히 믿을 수 없었다는 것이 진실일 것이다. 치료를 받는 도중에도 엘리자베스는 여러 항암 치료 약물 때문에 머리카락이 다 빠졌어야 했다. 한 가지 약물만 복용한대도 충분히 그럴 만한데 두 가지를 함께 복용했다면 머리카락이 분명 전부 다 빠졌어야 했을 것이다. 그러나 치료 끝까지 엘리자베스의 모발은 3분의 2 정도가 그대로 남아 있었다. 이것은 엘리자베스가 기존 의학으로 치료를 받는 한편으로 보완적 치료를 병행한 것이 전체 면역체계 유지에 도움이 되었음을 보여주는 예이다.

치료를 받는 동안 의사가 엘리자베스의 모발 상태를 눈여겨보고는 혈액 검사를 하다가 물었다. "수치가 좋네요. 뭐, 하고 계신 게 있나요?" 엘리자베스는 밀 싹을 다량 섭취하고 있다고 대답했다. 그게 효능이 있다고 보느냐는 그녀의 질문에 의사는 이렇게 대답할 뿐이었다. "아뇨. 하지만 뭐가 됐든 기분이 나아진다면 계속 하세요."

암에서 벗어난 지 딱 3년째 되던 날 엘리자베스는 아직도 내면에 남아 있는 두려움에 대해 곰곰 곱씹어보았다. "제 몸은 건강해지기를 원하지만, 머리는 계속해서 두려움으로 돌아가더라고요. 사람들이 들려준 이야기가 너무나 많았어요. 사랑하는 사람이 암에 걸렸다가 회복했는데 2년 뒤에 재발해서 두어 달 만에 죽었다는 그런 이야기요. 그리고 암 생환자들은 몸에 뭔가가 잘못되거나 아주 조그만 통증이라도 느껴지면 그때마다 암이 재발하고 있다고 생각하는 경향이 있지요. 그래서인지 저 역시 암이 재발한 게 분명하다고 생각했던 적이 여러 번 있었어요. 그런 두려움을 놓아버리기가 정말 힘든 것 같아요."

나는 엘리자베스에게 이 치유 과정에서 배운 가장 큰 교훈이 무엇이냐고 물었다. 엘리자베스는 항암 화학 치료와 방사선 치료가 끝나갈 무렵 가장 큰 깨달음이 찾아왔다고 했다. 몸이 좋지 않아서 오빠에게 해변에 데려다달라고 했단다. 햇빛을 받으며 누워서 사람들이 삶을 즐기는 모습을 바라보고 싶었기 때문이다. "사람들이 발리볼을 하고, 뛰어다니고, 자전거를 타고, 친구들과 웃는 것을 보고 있는데, 그 사람들 모두에게 이걸 꼭 말해주고 싶더라고요. '당신은 정말 운이 좋은 거예요.' 이 삶은 내가 만드는 대로 아름다울 수도 있고 끔찍할 수도 있다, 그리고 주위를 둘러보면 정말 너무나 많은 아름다움과 기회가 있다는 생각이 들더군요. 그들 모두에게 살아있다는 게 얼마나 놀라운 선물인지를 알려주고 싶었어요."

엘리자베스에게 암은 결국 축복이었다. 이상하게 들릴 수 있다는 걸 알지만, 어떤 이유에서인지 엘리자베스는 암이 자신에게 일어난 모든 일 중에서 가장 아름다운 일이었다고 느낀다. 그것은 그녀에게 통찰력과 감사, 그리고 삶에 대한 다른 관점을 주었다. "저에게 너무나 많은 것들을 가르쳐줬죠." 엘리자베스가 말했다. "아주 큰 사랑을 줬어요."

내가 이 글을 쓰는 지금 엘리자베스는 5년째 암에서 자유로운 삶을 살고 있다.

5장의 요점

- 지금 순간 자기 자신을 있는 그대로 받아들이는 데서부터 자유와 치유가 시작된다.
- 가능성과 장래성에 에너지를 집중하면 할수록 두려움과 최악의 시나리오에서 다른 것으로 믿음 체계를 바꿀 수 있다.
- 현실에 저항하면 치유에 필요한 귀중한 에너지를 소모하게 된다. 앓고 있는 병이 아무리 고통스럽더라도 우리는 그것을 현재의 현실로 받아들이는 법을 익힐 수 있다.

- 현재 모습을 받아들일 수 있다면 우리는 앞으로 나아가 힘을 주는 새로운 선택을 할 수 있다.
- 우리는 다행스럽게도 생명을 위협하는 응급 상황에 효과적인 약물과 기술을 활용할 수 있다. 그러나 대다수 만성 질환의 경우 제약 회사의 약품들은 해로운 부작용으로 우리 몸의 균형을 더 앗아갈 수 있으며, 그러한 부작용을 없애기 위해 더 많은 약물을 복용하게 만든다.
- 인체는 지적인 체계이며, 우리는 인체가 구사하는 언어를 배워야 한다. 몸은 우리의 가장 큰 동지이며, 영혼의 진화 과정에 있는 우리를 돕기 위해 우리와 계속 의사소통하고 있다.
- 때로는 건강의 위기가 우리를 깨우는 경종으로, 일종의 선물로 작용해, 자신을 가장 장대하게 표현할 수 있도록 성장시킨다.

6 음식과 자연이 약이다

음식이 약이 되고, 약이 음식이 되게 하라.
—히포크라테스

고대의 지혜 전통 대부분은 음식이 약이고 자연이 건강과 치유의 열쇠를 쥐고 있다고 믿는다. 현대 의학의 창시자로 불리는 히포크라테스Hippocrates조차 위에서 인용한 유명한 어구를 통해 음식의 치유력을 인정했다.

하지만 무엇이 적합한 음식일까? 최적의 건강에 가장 좋은 식단은 무엇일까? 고기는 나쁠까, 좋을까? 통곡물은 몸에 좋을까, 아니면 몸을 악화시킬까? 과일은 좋을까, 아니면 그 안에 담긴 당분 때문에 몸무게가 늘고 건강에 문제가 생길까? 문제는 서로 상반되는 정보들이 넘쳐난다는 것이다.

통합영양협회에서 1년 과정의 전인 의학 영양 과목을 들으면서 나는 지난 40년 동안 유행했던 식단을 전부 공부했다. 그 과정에서 내가 배운 굉장히 값진 사실은 바로 문화와 혈액형, 어렸을 때 먹은 음식, 거주 지역 등등에 따라 우리가 모두 생물학적으로 독특하다는 것이었다. 이 모든 요소들로 인해 각각의 음식이 사람마다 달리 영향을 미치게 되기 때문에 모두에게 들어맞는 식단이란 존재하지 않는다. 통합영양협회에서 사용한 단어는 '생물-개별성bio-individuality'이었는데, 나는 그 단어가 마음에 든다. 우리는 복잡한 초超유기체이며, 따라서 어떤 한 가지 식이 요법이 모든 개인들을 언제든지 고쳐주는 만병통치약이 될 수는 없다는 것이다. 그렇긴 하지만 자연 상태의 통식품whole food(인공 첨가제가 포함되지 않은 유기농 식품—옮긴이)에는 영양상의 장점과 치유적인 장점이 어마어마하게 많다.

생활 습관 의학 전문가인 마크 에머슨Mark Emerson 박사는 수많은 미국인들이 식습관을 통해 스스로에게 독을 주입하고, 그런 식으로 병을 키워가고 있다고 설명했다. "모든 것에는 청사진이 있습니다. 우리가 어떻게 만들어졌는지, 땅이 어떻게 작용하는지 등 모든 것의 청사진이 있죠. 자연의 청사진, 우리 몸의 설계 청사진에서 멀어질 때 우리는 좋지 않은 결과를 얻게 됩니다."

그는 우리가 유전자 조작 식품, 화학 살충제, 가공 식품, 보존제, 백설탕, 공장에서 기른 육가공 식품 등 우리 몸이 설계된 방식에 맞지 않는 것들을 섭취하고 있다고 지적한다. 이 모든 것들이 우리 몸의 미생물 군집을 죽이고, 호르몬을 교란시키며, 내장을 자극할 수 있다. 몸은 이러한 문제가 되는 물질들을 최대한 처리하지만, 어느 시점이 되면 만성적 · 반복적인 나쁜 행동들이 몸을 따라잡게 된다. 그는 바로 그때가 임계점이라고 했다.

"암은 하룻밤 사이에 만들어지지 않습니다. 점진적으로 장기간에 걸쳐 만들어지죠. 심혈관 질환이 생기기까지는 시간이 한참 걸립니다. 제2형 당뇨병이 생기기까지도 오랜 시간이 걸리고요. 병은 우리가 접해온 해로운 것들, 우리가 스스로에게 행해온 해로운 것들의 총합일 뿐입니다. 우리가 몸속으로 들이고 있는 유독한 환경, 그게 바로 이런저런 질병으로 드러나는 겁니다." 에머슨 박사의 말이다.

에머슨 박사는 채식 위주의 통식품 식단을 추천한다. "채식 위주의 통식품 식단이란 가공되지 않은 음식, 주로 채소 위주의 음식을 먹는다는 말이지요. 즉 야채와 과일, 통곡물, 콩과 식물, 기본적으로 파이토뉴트리언트phytonutrients(식물만이 가지고 있는 영양소. 식물성 생리 활성 물질—옮긴이)와 항산화제가 풍부한 음식을 모두 가리킵니다. 먹을거리가 자라난 대로 먹으라는 거예요. 즉 땅에서 나온 그대로, 자연이 만든 그대로 먹으라는 겁니다. 자연은 애초에 뭔가를 만들 때 왜 그렇게 만들었는지를 잘 알고 있지요. 우리 몸은 이러한 먹을거리를 완벽하게 처리할 수 있도록 만들어졌습니다."

그는 이렇게 말을 마무리했다. "유전자적으로 조작된 '프랑켄슈타인 음식Frankenfood'처럼 유해한 물질이나 독성 화학 물질을 끊고, 영양소가 풍부한 채식 위주의 통식품을 섭취할 때, 그런 것들이 바로 우리 몸의 미생물 군집을 먹여 살리고 면역력을 강화하죠. 그럴 때 우리 몸은 그 질병이 걸리는 데 걸렸던 시간보다 훨씬 더 빠르게 스스로를 치유합니다. 그게 바로 치유의 멋진 점이죠."

지역 식품점에서 적당한 가격의 건강한 유기농 식품을 찾기는 그 어느 때보다도 쉬워졌다. 유기농 식품 코너를 별도로 마련해 놓은 곳이 아니라 하더라도 대부분의 식품점에서는 최소한 농산물 코너에서 그런 식품을 판매한다. 학교나 교회, 아니면 옥외 주차장 등 지역 사회 건물에서 지역 농산물을 판매하는 시장도 자주 열린다. 지역 후원 농업community-supported agriculture(CSA) 프로그램도 전국 곳곳에서 운영되고 있으며, 직장이나 학교를 통해서 혹은 각 주의 농무부 웹사이트를 통해서 온라인으로도 구입처를 확인할 수 있다. 이런 프로그램들은 소비자와 지역 농장을 직접 연결해 주어, 소비자가 갓 수확된 신선한 먹을거리를 구입할 수 있게 하고 있다. 지역에서 자란 유기 농산물을 먹을 때 자연이 만든 그대로를 섭취할 가능성이 가장 높다.

음식의 치유력에 관한 또 한 명의 전문가는 바로 '메디컬 미디엄Medical Medium'(의료 영매—옮긴이)으로 알려진 앤서니 윌리엄 Anthony William이다. 앤서니에게는 네 살 때 발견한 특별한 재능이 있다. 가족들과 저녁 식탁에 둘러앉아 있는데 마치 누군가 옆에서 이야기하듯이 어떤 목소리가 들렸다. 그 목소리는 일어나서 위층에 있는 할머니에게 가보라고, 가서 할머니 가슴에 손을 얹고 이렇게 말하라고 했다. "할머니, 폐암에 걸리셨어요." 당연히 모두들 아연실색했다! 그러나 곧 할머니는 병원을 찾아갔고 실제로 폐암이라는 진단을 받았다.

그날 이후로 앤서니는 자신을 '연민의 영Spirit of Compassion'이라고 밝힌 그 목소리와 지금까지 의사소통해 오고 있다. 그는 이 능력을 활용해 기존 의학과 대체 의학이 해결하지 못한 건강 문제를 가진 사람들이 답을 찾을 수 있도록 도와주고 있다. 자기 자신에 대해 회의적인 사람들에게는 어떻게 대처하느냐고 묻자 그는 이렇게 대답했다. "그런 건 문제가 되지 않아요. 솔직히 말해 전 회의론자들과 마주칠 일이 없거든요. 물론 그런 사람들이 많이 있겠지요. 하지만 전 사람들을 돕고 싶고, 저렇게 고통받는 사람들, 만성 질환을 앓고 있지만 답을 못 찾는 사람들이 있는데 회의론자 같은 건 중요하지 않지요. 중요한 건 환자가 나아지는가, 병이 낫는가 하는 것이죠. 그들에게 뭐가 필요한지가 중요하지요. 그게 핵심이에요."

앤서니는 수많은 사람들이 자가 면역 질환과 알 수 없는 증상이나 질병에 대처해 나아가는 데 있어 중요한 역할을 하는 재원이다. 기존 의학으로는 검사를 여러 번 해도 뾰족한 결론이 나지 않을 때, 앤서니는 그만의 색다른 진단법을 활용할 수 있었다. 즉 영의 목소리를 듣고 환자가 앓고 있는 질병의 근본 원인을 알아냈으며, 그리하여 치유로 이어질 수 있는 단계들을 알려줄 수 있었다. 그는 지금 세계 곳곳에서 발생하고 있는 자가 면역 질환에 대해 다음과 같이 언급했다.

몸은 가장 가까운 친구이다

어떤 질환이나 질병 혹은 증상 들에 '자가 면역autoimmune'이라는 이름표를 붙인다는 건 비극적인 일이다. 그건 의사들의 잘못이 아니므로 그들을 탓할 수 없다. 그건 사실 의사들과는 크게 상관이 없다. 문제는 언제나 그래왔다면서 지금 우리가 법칙처럼 받아들이고 있는 '이론', 바로 그 '이론'이다.

자가 면역이라고 할 때 그것은 몸이 스스로를 공격한다는 뜻이다. 병원에 갔는데 의사에게 하시모토 갑상선염에 걸렸다는 말을 들었다고 해보자. 이제 당신은 그 단어를 검색해 본다. 혹은 의사가 설명을 해준다. "그것은 자가 면역 질환입니다. 환자분 몸이 환자분의 갑상선을 공격하고 있다는 뜻이죠." 만약 나라면 집으로 돌아가는 길에 상당히 불쾌할 것이다. 내 몸에 대한 신뢰를 잃을 것이며, 내 몸이 스스로를 해치려 한다고 생각하게 될 것이다.

우리가 그것을 자가 면역이라고 부르는 이유는 발생한 증상이나 질병 혹은 질환의 원인을 모르기 때문이다. 건선과 습진을 한번 보자. 원인은 밝혀지지 않았다. 다발성경화증도 원인불명이다. 섬유근육통도 원인불명이요, 류머티즘 관절염도 원인불명이다. 원인을 알지 못하는데, 어떻게 이게 자가 면역이며 환자의 몸이 스스로를 공격하고 있다고 말할 수 있는 것일까?

실제로 벌어지고 있는 일이 무엇이냐 하면, 그런 증상을 유발하는 독소나 병원균이 있으며 몸이 그런 것으로부터 당신을 보호하려고 애쓰고 있다는 것이다. 우리 안에 염증을 유발하는 무엇인가가 있는데 의학 연구자나 과학자 들이 그게 무엇인지를 알지 못하기에 그저 환자의 몸 탓으로 돌리는 것이다.

진실은, 몸은 결코 스스로를 공격하지 않으며, 오히려 스스로를 조건 없이 사랑한다는 것이다. 몸은 어떤 상황에서든 늘 우리를 위해 일하는, 우리의 가장 가까운 친구이다. 우리가 통증을 겪는 진짜 이유가 하나 더 있는데, 그것을 여기에서 밝히고자 한다.

—앤서니 윌리엄

앤서니는 질병의 원인과 관련해 이 책에 나온 다른 전문가들과 약간 다른 관점을 가졌지만, 감정적·심리적 요소가 건강에 문제를 일으키는 경우가 많다는 점은 그 역시 인정한다. 나는 여러 이론들이 양립불가능하다고 생각하지 않는다. 병원균과 독소가 병을 유발하는 것도 사실이지만, 처리되지 않은 감정들과 만성적인 스트레스, 트라우마가 이러한 침입자들에 대한 자연 방어 체계를 무너뜨릴 수 있고, 그 결과 외부의 병원균과 독소에 더 취약하게 만들 수 있다고 생각한다.

앤서니 윌리엄의 치유 팁

앤서니 윌리엄이 말하는 여러 가지 자가 면역 및 원인불명의 질환들을 유발하는 병원균으로 엡스타인-바Epstein-Barr 바이러스가 있다. 그는 하시모토 갑상선염, 다발성경화증, 만성피로 증후군, 현기증, 습진 등의 근본 원인에 다양한 단계의 엡스타인-바 바이러스가 있다고 지적했다. 그는 또한 중금속 중독도 자폐증이나 편두통 등 많은 질병을 유발하거나 원인을 제공할 수 있다고 귀띔했다.

그는 심각한 질환의 경우에는 기능 의학이나 통합 의학

의사들에게 항바이러스성 치료 지침에 따라 치료받을 것을 권하지만, 일부 음식이나 약초, 보조제를 활용해 이런 바이러스와 중금속을 효과적으로 제거할 수 있다는 점도 알려주었다.

엡스타인-바는 굶주린 바이러스이다. 그래서 나는 특별히 그것의 먹이가 되는 음식을 끊을 것을 권장한다. 달걀, 유제품, 옥수수, 카놀라유가 가장 위험한 주범이다. 돼지고기도 끊으면 좋다. 밀과 글루텐을 끊어야 할 수도 있다. 사람들은 보통 글루텐이 염증을 유발한다고 생각하지만, 사실은 글루텐이 바이러스에 먹이를 제공하고 그것이 염증을 유발하는 것이다. 엡스타인-바는 또 아드레날린도 먹고살기 때문에 스트레스 수치를 줄이는 것이 이 바이러스를 굶겨 죽이는 데 도움이 될 것이다.

과일을 겁내지 마라! 과일 속에 들어 있는 당분은 정제당이나 가공 설탕과는 다르다. 그것은 건강한 몸에 반드시 필요한 형태의 당이다. 과일에는 인간의 장수와 생명력에 꼭 필요한 항산화제와 파이토케미컬 phytochemical(채소와 과일에 들어 있는 식물성 화학 물질—옮긴이)이

들어 있다. 얼린 야생 블루베리는 지구상에서 가장 치유력이 뛰어난 과일로 크기가 더 큰 재배 블루베리보다 훨씬 우수하다. 뇌 속의 중금속을 빼내고 신경 질환에서 회복하는 데 도움이 된다.

소화불량, 복부 팽만, 장내 염증, 장염, 크론병 등의 문제를 갖고 있는 사람들은 셀러리 즙을 마실 필요가 있다. 공복에 470밀리리터 가량의 셀러리 즙을 마시는 것이 장 건강을 향상시키는 데 제일 좋다. 내가 아무것도 섞지 않은 셀러리 즙을 수십 년째 추천하고 있는 이유이기도 하다.

식습관에 더해, 특정 보조제나 약초, 미네랄도 우리 몸의 자연 방어 체계를 강화하는 데 필요하다. 많이들 그렇듯이 당신 역시 아연 결핍증이 심할 것이다. 몸에 아연이 충분하지 않으면 바이러스나 박테리아 같은 병원균을 막아내지 못한다. 또한 만성 질환을 앓고 있다면 적절한 형태의 비타민 B_{12} 보조제를 섭취해야 할 것이다. 이는 기본적으로 아데노실코발라민과 메틸코발라민의 혼합제이다.

나는 의사와 치료사 들로 하여금 이 점을 환자에게

알려줘 환자의 치유를 도울 수 있도록 하고 있다. 즉 적절한 비율로 섞인 아데노실코발라민과 메틸코발라민 B_{12} 혼합제가 환자들의 신경 체계를 지탱해 준다는 사실을 환자들에게 알려주도록 하는 것이다. 그게 다발성경화증이나 다른 여러 가지 질병에서 낫는 첫걸음이다.

치유를 도와주는 식습관으로 잘 알려진 것이 바로 간헐적 단식과 케토 다이어트keto diet이다. 조지프 머콜라Joseph Mercola 박사의 웹사이트에는 이렇게 적혀 있다. "케토제닉 다이어트는 탄수화물을 최소화하고, 적절한 양의 단백질을 섭취하며, 건강한 지방의 섭취량을 늘리는 데 초점을 둔 식이 요법이다. 이 세 가지가 영양적 케톤 상태nutritional ketosis(세포들의 에너지원이 되는 '케톤체'가 체내에서 잘 활용되며 에너지를 내고 있는 상태—옮긴이)를 얻는 데 핵심이다…… 이것은 만성 질환이나 과체중 문제를 갖고 있는 사람들에게만 좋은 것이 아니라, 그냥 최적의 건강 상태를 유지하고 싶은 사람들에게도 아주 좋다."[12]

자신에게 적합한 식단을 알아내기까지는 스스로의 몸을 확인해 보는 시간이 좀 필요할 것이다. 잊지 말자. 우리 몸은 피드백 메커니즘이 내장된 지적 시스템이다. 몸은 항상 자기에게 무엇이 필요한지 말해주므로, 우리가 할 일은 그저 몸이 하는 말에 귀를 기울이고 주의를 집중하는 것이다.

여러 가지 식습관을 실험해 볼 때 어떤 음식이 자신에게 가장 편안하게 느껴지는지 살펴보기 바란다. 그런 다음 여러 계획을 시도해 보면서 그것들이 각각 몸에서 어떻게 느껴지는지 자세하게 관찰해 보자. 기억하자. 모두에게 들어맞는 한 가지 식단이란 없으니, 언제나 최신 유행 식단이 아니라 본인의 몸에 귀를 기울이도록 하자.

- 당신이 먹고 있는 것에 몸이 어떻게 반응하는가? 어떤 음식이 몸에 긍정적 혹은 부정적인 영향을 줄 때 그 패턴이 당신한테 느껴지는가? 음식 일기를 지속적으로 쓰는 것도 '자신의 내장을 믿고' 그것에 대한 자각을 키워가는 좋은 방법이다. 자신이 먹는 것이 신체에(그리고 감정에) 어떤 영향을 미치는지 지켜보는 것이다.

"식단이 잘못되었다면 어떤 약도 소용이 없다.
식단이 올바르다면 어떤 약도 필요가 없다."
—아유르베다 격언

저명한 퍼포먼스 코치이자 '마음 건축가Mind Architect'로 알려진 사상가 피터 크론은 최적의 생명력optimal vitality에 늘 관심이 많았다. 고등학생, 대학생일 때부터 그랬다. 그는 아유르베다 의학(혹은 아유르베다Ayurveda)을 16~17년 전에 접하고 속으로 생각했다.
'드디어 뭘 알고 있는 사람들을 찾았구나.'

아유르베다에서 그가 가장 좋아하는 부분은 '삼프라프티samprapti'라는 것인데, 산스크리트 어로 질병의 전개 단계를 가리키는 단어이다. 삼프라프티에는 여섯 단계가 있다.

① 축적
② 악화
③ 확산
④ 국부화
⑤ 표현
⑥ 변형

피터는 이 과정이 '도샤dosha'라는 것이 과도하게 축적되는 것에서부터 시작된다고 설명한다. 도샤는 우리 몸을 구성하는 에너지의 성질을 가리키는데, 불, 공기, 흙, 물이 그것이다.

불을 예로 들어보겠다. 어떤 남자가 체내에 불이 너무 많이 축적accumulation되었다고 해보자. 아마 매운 음식을 너무 많이 먹고, 알코올을 좀 많이 마셨을 것이며, 스트레스 수치가 계속해서 높았을 것이다. 이 사람은 신물이 올라오는 트림을 이따금씩 할 것이다. 트림 자체는 문제가 되지 않지만, 그건 체내에 열이 너무 많다는 신호이다.

그 다음 단계는 악화aggravation이다. 이제, 신트림이 경미한 속쓰림으로 발전한다. 요새는 해결책이 있으니 이게 별로 큰 문제로 받아들여지지 않는다. 날마다 제산제를 하나씩 털어 넣으면 되니까 말이다. 우리 사회에서는 속쓰림이 약간 있는 게 '정상'이라고 여겨지지 않는가? 하지만 사실 그건 애초에 불균형이 발생한 원인을 제대로 다루고 있지 않은 것이다.

그 다음 단계는 확산spread이다. 이 사례에서 이 남자가 매운 음식이든 알코올이든 가공 식품이든 계속 먹어서 체내에 열을 너무 많이 집어넣고 있다면, 이제 이 과도한 열이 퍼지기 시작한다. 아마 이제는 피부에 발진이 일어나거나 가렵거나, 아니면 속이 탈이 나거나 할 것이다.

네 번째 단계는 국부화localization이다. 맨 처음에는 신트림으로 시작했던 그 과도한 열이 이제는 체내에서 약한 부분, 건강이 좀 떨어지는 부분을 찾아낸다. 가령 이 남자가 고등학교 때 축구 선수였고, 그래서 무릎에 공을 너무 많이 맞았다고 해보자. 그럼 이제 무릎이 이 과도한 열이 자리를 잡고 둥지를 틀기에 가장 좋은 장소가 될 것이다.

다섯 번째 단계는 표현manifestation이다. 그 열이 시간이 지나면서 병증으로 표현되고, 결국 관절염이 된다.

마지막 여섯 번째 단계는 변형diversification이다. 이 경우에는 이것이 실제로 세포의 조직 체계를 스스로 바꿔서 류머티즘 관절염으로 발전한다.

"처음 이 시스템에 대해 들었을 때 정말로 아름답고 정말로 단순하다는 생각이 들었죠." 피터가 말했다. "이 여섯 단계를 알고 있다면, 병을 예방하고 싶다고 할 때 무엇을 방지하겠어요? 과도한 축적이겠죠. 쌓이지 않도록 하는 겁니다. 사실 제가 볼 때 가장 큰 축적은 바로 마음 안에 쌓이는 것입니다. 트라우마가 쌓이죠. 경험들이 쌓이고, 의심들이 쌓입니다. '난 왜 이게 안 될까? 왜 나는 일자리를 얻지 못하지? 왜 나는 일생의 사랑을 못 만나지? 왜 나는 날씬해지지 않지?' 질병이 발생하는 과정 자체가 생리학과 심리학에 연관되어 있다는 게 보일 거예요. 어디서든 일어나지요. 심리적으로도, 감정적으로도, 또 물리적으로도요. 대부분 사람들의 집 차고에 가보면 뭐가 잔뜩 쌓여 있잖아요. 그들은 5만 달러짜리 차를 밖으로 끌고 나오지만 차고 안에는 쓰레기가 잔뜩 들어 있죠. 안 그래요?"

피터가 주는 선물은 사람들이 자기 마음에 쌓아둔 고통과 판단, 트라우마를 놓아버리도록 도와주는 것이다. 나는 그가 아유르베다의 삼프라프티에 나온 '축적'이라는 개념을 우리의 영혼과 물질적 소유물에까지 적용하는 점이 아주 마음에 든다. 다른 전문가들이 연구를 통해 밝혀낸 점을 다시 한 번 확인시켜 주기 때문이다. 바로 묵혀둔 부정적인 감정이라든지 처리되지 못한 트라우마가 기氣와 생명 에너지를 막고 치유를 지연시킨다는 것이다. 바로 그래서 치유 여정에 있는 사람이라면 식습관과 운동에 대해 조언을 구하고 체내에 쌓인 독소를 배출해야 할 뿐 아니라, 처리되지 못하고 쌓여 있는 트라우마와 부정적인 신념들 역시 놓아버리고 현재 처해 있는 환경을 샅샅이 살펴볼 방법을 찾아야 하는 것이다.

《삶을 바꾸는 정리의 마법*The Life-Changing Magic of Tidying Up*》의 저자 곤도 마리에近藤麻理惠가 잡동사니를 정리하는 독특한 시스템을 만들어낸 것처럼, 우리는 우리 몸과 마음 그리고 생명의 잡동사니를 청소하는 자체적인 시스템을 찾아야 한다. 치료사에게 치료를 받는 것이든, 전문가의 책을 읽는 것이든, 온라인으로 수업을 듣는 것이든 트라우마를 놓아버리고, 식습관과 환경에서 독소를 제거하고, 삶에서 스트레스를 줄이고, 영적인 훈련을 해나갈 수 있는 방법은 아주 많다. 그런 것들이 우리가 좀 더 행복하고 평화롭게 느끼도록 도와줄 것이다.

"물리적인 축적과 감정적인 축적조차 악화되고 정체되지요. 그건 짐을 지고 다니는 것과 같습니다. 공간을 막아버리죠. 공간을 막을 때 가능성도 막히는 겁니다. 사람들은 죄책감과 화, 우울, 원망 같은 것을 갖고 있죠. 기본적으로 뭔가를 꽉 그러쥐고 있는 겁니다. 트라우마를 쌓아두는 것, 판단을 쌓아두는 거예요. 체내에 쌓인 것을 놓아버릴 때 공간이 만들어집니다. 그러면 이제 그 공간이 치유를 끌어내게 되지요." 피터의 말이다.

"모든 약 중 최고의 약은 휴식과 단식이다."
—벤저민 프랭클린

더 빨리 낫기 위한 단식

체내에 공간을 만드는 것으로 말하자면, 내가 이 연구를 하는 동안 계속해서 흥미를 끌었던 단식fasting이라는 개념이 있다. 고대의 모든 의료적·종교적 체계에는 단식이 포함되어 있다. 그것은 특정 영적 상태를 의미하기도 하지만, 또한 몸이 온갖 질병을 몰아내도록 도와주는 방법이기도 하다.

모든 동물은 다치거나 아플 때 본능적으로 단식을 한다. 개든, 고양이든, 사자든, 사슴이든 동물들은 아플 때 먹지 않는다. 풀이나 쓴 약초를 조금 먹어서 속을 비워내기도 하지만, 그게 아닌 이상 동물들은 쉴 수 있는 안전한 공간을 찾아 몸이 자가 치유 상태로 들어가게 한다.

켈리 터너는 단식을 우리 몸이라는 오븐의 자동 세척 모드를 켜는 것으로 비유했다.

"태국의 단식원에 갔습니다. 암 환자들이 마지막 희망을 갖고 찾아가는 곳이죠. 항암 화학 치료로 쇠약해졌을 텐데 '왜 단식을 하려고 하지? 잘 먹어야 하는 거 아닌가?' 의아할 수도 있습니다. 하지만 문제는, 그들의 몸이 더 이상 음식을 흡수하지 못한다는 것이죠. 장이 (항암 화학 치료로) 아예 생기를 잃은 상태여서 복구되려면 사실상 단식을 해야 합니다. 사람들은 심지어 일주일 단식만으로도 소화관 쪽에 1년이 걸릴 복구가 이루어진다는 걸 발견합니다. 캘리포니아 남부에서 행해진 연구에 따르면 항암 화학 치료를 받는 사람들이 간헐적으로 단식을 할 경우 부작용을 덜 경험할 수 있고 면역 체계가 더 잘 회복된다고 합니다."

켈리 터너에 따르면 사흘간의 단식이면 우리 몸의 주요 장기 시스템이 전부 다 자정自淨 기능을 시작한다는 점이 과학적으로 입증되었다고 한다. 간은 낡은 담즙을 모두 버리고 신선한 담즙을 생산하며, 심장도 스스로 자정 작용을 할 것이다. 단식이 효과적인 것은 우리가 매일 음식을 소화하는 데 너무 많은 에너지를 쓰고 있기 때문이다. 매일의 일과표에서 그 업무를 빼줄 때, 우리 몸의 자연 지능은 즉시 그 남는 에너지를 사용해 체내 세포의 손상을 복구하고 독소를 대량으로 배출하면서 스스로를 재정비한다.

단식을 위한 팁

단식은 몸과 영에 쌓인 것은 무엇이든 배출해 내는 훌륭한 방법이다. 단식은 우리 안의 타고난 메커니즘으로 돌아가 스스로 조절하고 치유하게 한다. 처음으로 단식을 한다면 시작하기 전에 전문가를 찾아가 상담을 받고, 단식 전문 센터의 감독 하에 하는 것이 좋다. 국립건강협회National Health Association는 국제보건의협회International Association of Hygienic Physicians의 전문적 기준에 부합하는 시설들을 소개해 놓고 있다. (www.healthscience.org/education/fasting/wherefast)

"자연 그 자체가 최고의 의사이다."
—히포크라테스

자연의 치유 선물

오늘날 모바일 폰이 똑똑해지는 만큼 우리는 점점 더 불안해지고 우울해지는 것 같다. 플로렌스 윌리엄스Florence Williams는 《자연이 마음을 살린다*The Nature Fix*》(한국어판 제목—옮긴이)라는 책에서 우리의 불안은 일정 부분 자연과의 연결이 끊어진 데서 생겨난다고 지적한다. 플로렌스는 과체중이나 우울, 외로움, 불안, 비타민 D 결핍이 만연한 것은 전부 다 '자연과의 단절'에서 기인한다고 말한다. 우리에게는 자연과 연결되고 맞닿아 있는 시간보다 홀로 실내에서, 인공 조명 아래에서 뚫어져라 스크린을 바라보면서 보내는 시간이 점점 더 많아지고 있다.

자연에는 실제로 어마어마한 치유의 성질이 있다. 1984년, 심리학자 로버트 울리히Robert Ulrich 박사가 펜실베이니아 교외의 한 병원에서 담낭 수술을 받고 회복중인 환자들을 대상으로 한 유명한 연구가 있다. 미국의 과학 잡지 《사이언티픽 아메리칸 *Scientific American*》에 따르면 울리히 박사와 연구팀은 이 연구에서 "다른 조건을 전부 동일하게 한 상태에서, 잎이 무성한 나무가 내다보이는 창가에 앉아 있던 환자들은 벽돌 벽을 보게 한 환자들보다 평균 1일 더 빨리 회복되었고, 진통제를 현저히 적게 소모했으며, 수술 후 합병증이 더 적었다"[13]고 밝히고 있다.

자연을 바라보는 것만으로도 치유가 이루어진다는 사실이 흥미롭지만, 밖으로 나가 거대한 자연과 직접 접촉하면 그 결과는 훨씬 더 놀랍다. 땅에는 음전하를 띤 자유 전자가 무제한으로 들어 있다. 많은 연구자들이 밝혀냈듯이, 맨발로 땅을 접촉할 때(그라운딩grounding 혹은 접지earthing라고도 한다) 맨발바닥을 통해 이런 산화 방지 기능이 있는 음이온을 다량 흡수하게 된다. 또한 이런 음이온에는 유리기遊離基(동식물의 체내 세포들의 대사 과정에서 생성되는 산소 화합물인 활성 산소—옮긴이)를 중성화하는, 따라서 만성 혹은 급성 염증을 줄일 수 있는 힘이 들어 있다.

역사적으로 보면 우리 조상들은 맨발로 걷고 땅 위에서 잠을 자는 등 치유력 있는 땅의 음전하와 생체전기적으로 계속 접촉해 왔다. 오늘날 우리가 이 중요한 연결을 잃어버린 것이 각종 염증 질환이 증가한 원인인지도 모른다. 연구에 따르면 하루에 최소 20분 정도 그라운딩을 할 때 건강에 꽤 큰 도움을 얻을 수 있다고 한다. 잠을 더 잘 자고, 상처가 더 빨리 낫고, 스트레스가 줄고, 혈압이 내려가고, 통증이 줄며, 당연히 염증도 줄어든다는 것이다. 그러니 어서 나가서 신발을 벗고 걸어보자!

"나는 자연에는 미묘한 자성磁性이 있다고 생각한다.
무의식적으로 그것에 자신을 맡긴다면 그것이
우리를 옳은 방향으로 데려갈 것이다."
—헨리 데이비드 소로

자연 속의 치유자는 단지 땅만이 아니다. 하버드 의대 교수이자 매사추세츠 종합병원 의사인 에바 셀럽Eva Selhub 박사에 따르면, 나무는 피톤치드 성분을 공기 중으로 내보내는데 이 성분은 스트레스 호르몬과 불안은 줄이고 혈압과 면역력은 개선하는 것으로 밝혀졌다. 《국제환경연구 및 공중보건저널*International Journal of Environmental Research and Public Health*》에 실린 2017년 연구에서는 '산림욕' 혹은 숲속을 걸으며 자연과 교감하는 것이 어떤 효과가 있는지 조사했다. 결론은 산림욕[14]이 스트레스 완화, 불안 감소, 혈압 저하 등과 관련 있다는 것이었다. 일상의 전자 기기들로부터 떨어져 자연 속에서 시간을 보내는 것은 정신 건강에만 좋은 것이 아니라 우리 몸에도 유익하다.

산이나 고도가 높은 지역에서 시간을 보내는 것도 치유에 도움을 준다. 그렉 브레이든은 나에게 이렇게 말했다. "고도가 높은 지역에서 피는 실제로 더욱 알칼리성을 띠게 됩니다. 그렇게 만드는 여러 가지 생리적 요소들이 있지요. 적혈구 세포를 나르고 더 많은 산소를 더욱 효율적으로 전달하기 위해서 헤모글로빈이 늘어나는데요, 그건 고지대에는 산소가 적기 때문이에요. 알칼리성이 핵심 요소인 것은 몸이 알칼리성일 때 기회감염성 바이러스, 박테리아, 감기, 독감 등이 살기 어렵게 되기 때문입니다."

그리고 수영이나 소금물 목욕 혹은 광천수(온천 등) 목욕도 우리 몸에 좋다고 오래전부터 알려져 있다. 마그네슘, 나트륨, 칼륨, 칼슘, 브롬, 요오드, 황산염 등 물에 들어 있는 미네랄이 전부 피부를 통해 흡수된다. 이러한 미네랄에는 해독 효과가 있으며, 상처를 빨리 낫게 하고, 통증을 줄여주고, 순환을 돕고, 염증을 줄이고, 림프 배출을 자극하고, 건선과 습진 같은 피부 질환을 완화한다고 알려져 있다.

"만병통치약은 소금물이다. 바로 땀, 눈물, 바다이다."
—아이작 디네센Isak Dinesen

물, 특히 소금물은 그 자체로 우리 몸에 엄청나게 이롭지만, 물 가까이에 있거나 물속에 들어가 있는 것도 정신적 · 감정적 건강에 좋다. 물 주변의 공기에는(또한 폭우 이후의 공기에도) 음이온이 가득 들어 있다. 음이온은 알레르겐(알레르기성 질환의 원인이 되는 항원—옮긴이)과 병원균에 들러붙어 무거워지게 만드는데, 그런 식으로 이런 것들이 공기 중에 떠다닐 수 없게 해 공기를 정화한다. 그뿐 아니라 음이온이 기분을 좋게 만들어 우울증 개선에 도움이 된다는 사실 역시 밝혀져 있다.

해양생물학자 월러스 J. 니콜스Wallace J. Nichols는 《블루 마인드*Blue Mind*》라는 책에서 물의 이런 변형적 속성에 대해 방대하게 연구한 결과를 소개하고 있다. 셀린 쿠스토Celine Cousteau는 이 책의 서문에 이렇게 썼다. "우리 뇌는 물에 긍정적으로 반응하도록 만들어졌다.…… 물에 가까이 있을 때 우리는 차분해지며 서로 연결된다. 창의력과 통찰력이 높아지고, 심지어 다친 부위가 낫기도 한다."[15]

"어머니 대지의 덕성, 솜씨, 아름다움을 알아볼 때
우리 안에서 뭔가가, 어떤 연결이 태어난다.
바로 사랑이 태어난다."
—틱낫한

자연의 치유력 중 가장 마음에 드는 것은 그것이 완전히 공짜이며, 한 번에 몸과 마음, 영을 모두 다 다룰 수 있다는 점이다. 어머니 대지의 넉넉함을 마음껏 누리고, 자연이 주는 그 치유의 선물을 매일 원하는 만큼 들이마시자.

에바 리의 이야기

이 이야기는 삶이나 환경이 같은 사람이 아무도 없듯이 그 치유의 여정도 사람마다 다 다르고 복잡하다는 걸 여실히 보여준다. 또한 전인적 치유의 길을 선택하고 고수한다는 게 정말로 많은 용기와 헌신이 필요한 일이며, 때로는 대가를 치르기도 하는 일이란 걸 보여주는 의미심장한 사례이다.

영화 〈치유〉를 만드는 과정에서 몇 가지 서류 공증이 필요한 일이 있었다. 나는 남편 사무실에서 일하는 공증인 에바 리Eva Lee에게 부탁해서 내가 서명해야 할 계약서들을 건네받았다. 그런데 에바가 나에게 서류 뭉치를 내밀더니 재빨리 팔을 거두면서 손등에 발진이 나 있는 것에 양해를 구했다. 나는 그제야 그녀가 3년 동안 원인불명의 병을 앓고 있었다는 걸 알게 되었다. 나는 내가 도울 수 있는 방법이 있는지 알고 싶어 증상이 어떤지 물었다. "처음엔 그저 알레르기 반응이나 두드러기, 혹은 피부과 문제 정도라고 생각했어요. 그런데 그게 엄청 퍼지기 시작하더니, 결국 귀와 머리통까지 올라왔죠. 그러고서 한 일 년 반 전인가, 한밤중에 자다가 깼는데 움직일 수가 없는 거예요. 몸 오른쪽이 마비되어 있었죠. 뇌졸중이 온 줄 알고 기겁을 했어요. 결국 얼얼해지면서 몸에 느낌이 돌아오기 시작해 침대에서 나오긴 했지만요." 에바가 말했다.

에바는 피부과, 신경과, 알레르기 전문의 등 각 분야의 전문의들을 만나 진단을 받았다. 증상이 심각한데도 검사 결과는 늘 원인불명으로 나왔다고 했다. 결국 의사들이 한 말이라고는 일종의 자가 면역 질환이라는 것이 전부였다. 의사들은 수많은 약을 처방해 주었지만, 에바는 실명失明에서부터 심장 질환에 이르기까지 뒤따를 수 있는 다양한 부작용이 현재의 병만큼이나 무서워 약을 먹지 않았다. 로스앤젤레스에서 최고의 전문의라고 하는 의사들을 만나보고 수차례 혈액 검사도 했지만 아무도 자신을 도와줄 수 없다는 사실을 알았을 때 얼마나 좌절했는지 모른다고 에바가 털어놓았다. 불같이 퍼지는 이 증상의 근본 원인은 밝혀내지 못한 채 그저 증상을 진정시키려고 스테로이드를 처방해 주는 것이 그들이 제시하는 해결책의 전부였다. 에바가 바쁜 워킹 맘으로서 여러 책임들을 떠안고 있다는 점을 감안할 때, 이는 몹시 지치고 경제적으로도 부담되는 일이었다. 에바는 증상이 악화되지 않은 것에는 감사했지만 이 상황으로 인한 전반적인 부담은 감당하기 어려웠다.

며칠 뒤 에바가 나에게 말했다. "우리 막내 퀸이 내 '점'들이 사라지기를 늘 기도하면서 피부병이 난 곳에 성수를 뿌려주거든요. 제가 딸한테 '이게 엄마에게 도움이 될 거야'라고 말했더니 딸이 이러는 거예요. '두고 보세요. 하느님이 엄마를 도와줄 거예요.'" 에바와 나 모두 눈시울이 붉어졌다.

통합영양협회 수업에서 나는 식습관이 건강의 토대라는 것뿐 아니라 많은 피부 문제가 장이나 간이 안 좋을 때 발생할 수 있다는 것을 배웠다. 또한 스테로이드제가 체내에 장기간 흡수되면 우리 몸의 미생물 군집이 균형을 잃고 기능이 파괴될 가능성이 매우 크다는 것도 배웠다. 그래서 나는 먼저 에바에게 임상 영양사이자 생활 습관 의학 치료사인 마크 에머슨 박사를 소개해 주었다. 에머슨 박사는 에바에게 혈액 검사를 실시하고, 장은 물론 전체 체내의 염증을 줄이기 위해 채식 위주의 통식품을 섭취하라고 권했다. 그는 에바가 여러 자가 면역 질환의 근본 원인인 장 누수 증후군이 아닐까 우려했다. 장 누수 증후군이란 장 벽이 손상되어—나쁜 식이습관, 스트레스, 약물 장기 복용 등이 원인일 수 있다—독소와 노폐물이 혈관으로 유입되는 증상을 말한다.

그의 지침을 8주간 따르고 나서 에바의 염증 수치는 현저하게 떨어졌다. "영양 프로그램을 시작하고 나서 관절 통증이 사라졌어요. 그게 제일 힘들었던 거거든요. 식습관을 바꾸기 전에는 침실 계단도 오르내리지 못했죠. 그래서 늘 아래층에서 자야 했어요." 에바가 말했다.

증세가 호전되자 에바와 나 모두 한껏 들떴다. 나는 식습관이 치유 과정에 큰 부분이라는 사실은 알고 있었지만, 에바와 어머니의 관계가 껄끄럽다는 것 역시 알고 있어서 그들 간의 해결되지 못한 가족 문제로 인한 스트레스도 원인일 수 있겠다는 생각이 들었다. 에바는 마음을 열고, 병이 나으려면 더 깊은 문제까지 파헤쳐봐야 할지 모르겠다는 생각을 하게 되었다. 에바의 말이다. "몸이 아픈 거지만, 이게 단지 몸이 아픈 것 이상의 뭔가가 더 있는 게 아닌가 생각하게 만드네요. 과거의 감정들이 저에게 영향을 미치고 있는지도 모르죠. 내가 신경 쓰지 않는 척하는 것들이 있는지도 모르고요." 그래서 나는 그 다음으로 레이키 치료사이자 EFT(감정 자유 기법) 치료사인 패티 펜Patti Penn에게 전화를 했다.

패티와의 세션에서 에바는 깊이 묻어두었던 어린 시절의 경험을 꺼냈다. 패티는 에바의 어머니가 정신적인 문제를 앓고 있었으며 에바가 어렸을 때 정기적으로 바리움(신경 안정제의 일종—옮긴이)을 복용했다는 사실을 알게 되었다. 게다가 에바가 열한 살 무렵이던 어느 날 갑자기 아버지가 집을 나갔다. "아버지는 어머니의 정신 상태를 견디지 못했어요. 그래서 어느 날 집을 나가서 다시는 돌아오지 않았죠." 에바가 불안한 얼굴로 어색하게 웃으며 패티에게 말했다.

에바는 버려졌다고 느꼈음은 물론, 아주 어린 나이부터 집안일을 도맡아할 수밖에 없었다. 말하자면 자기 엄마의 엄마 노릇을 해야 했다. 운전을 하기에는 너무 어린 나이인데도 엄마를 직장까지 차로 데려다주어야 했으며, 집안일을 다 처리하고 동생들까지 돌봐야 했다.

패티는 묵은 감정과 트라우마를 에바의 몸속에서 풀어내기 위해서 감정 자유 기법을 활용해 에바의 여러 경혈을 두드리기 시작했다. 감정 자유 기법은 기본적으로 부정적인 감정, 트라우마가 되는 기억, 해소되지 않은 문제에 초점을 맞추도록 한다. 그리고 그 문제에 초점을 맞춘 채로 환자 혹은 치료자가 몸의 경혈 열두 군데를 다섯 번에서 일곱 번 두드린다. 트라우마나 문제를 받아들이고 해소하는 데, 그리고 그 자리에 새롭고 긍정적인 이야기를 대체하는 데 집중하면서 이렇게 경혈을 두드려줄 때, 몸의 에너지 통로가 활성화되어 균형을 되찾는 것이다.

패티는 자신이 경혈을 두드리는 동안 에바에게는 큰소리로 어떤 말들을 내뱉게 했다. 다음은 패티가 에바에게 반복하도록 시킨 말 중 일부이다.

너무 큰
짐이었는데도,
어쨌든 해냈구나.
나는 깊이, 마음속 깊이
그 어린 소녀를 사랑하고 받아들인다.
너무 큰 짐이었지만,
또 누가 그 짐을 질 수 있었을까?
나는 기꺼이 그 짐을 다 졌다,
그 아이를 사랑하니까.
그리고 나는 그 아이를 버리지 않을 것이다.

패티와의 세션으로 에바는 아직도 몸 안에 남아 있던 과거의 감정적 트라우마를 인식할 수 있었고, 고통스러웠던 어린 시절 만들어진 믿음과 행동들 역시 알아차릴 수 있었다. 에바는 어려서부터 남들은 늘 돌보면서도 자신은 방치할 때가 많았다는 것을 깨달았다. 그녀는 자신을 사랑하고 응원해 주는 사람들이 있는 지금, 자신도 사랑받을 자격이 있다는 사실을 점점 깊이 자각해 가기 시작했다. 또 가족들을 위해 역할을 다하기 위해서는 자기 스스로를 더 잘 돌봐야 한다는 것도 깨달았다. 다시 말해 변화하기 위해서는 자신의 건강과 안녕에 집중해야 했다. 그래야 사랑하는 사람들에게 더욱 힘찬 모습을 보일 수 있을 것이었다. 에바는 패티에게 레이키 치료와 감정 자유 기법 세션을 받은 뒤 감정적으로 카타르시스를 느꼈다고 했고, 그들은 이후로도 몇 개월 동안 계속해서 오래된 상처들을 놓아 보내는 작업을 함께 했다.

나는 또 에바가 소리 치료sound healing를 받을 수 있도록 캘리포니아 칼스배드의 신경 음향 치료사이자 카이로프랙터인 제프리 톰슨 박사도 소개해 주었다. 톰슨 박사는 모든 고대 문화에는 치료법의 일환으로 소리 치유 의식이 있었다고 설명했는데, 이는 궁극적으로 모든 것은 진동하는 에너지로 이루어져 있다는 생각과 일맥상통하는 말이었다.

톰슨 박사가 개발한 치료법은 뇌의 센터들에 영향을 주는 정확한 소리 주파수를 첨단 기술로 찾아내서 그 주파수를 이용해 몸을 부교감신경계 또는 치유 반응으로 들어가게 하는 것이다. 그는 자율신경계가 다른 체계들에 지시를 내리는 몸의 최고 제어기라고 말했다. 자율신경계는 교감신경 반응과 부교감신경 반응 둘 다에 관여한다. 스트레스 상태에 있을 때 우리 몸은 교감신경계가 활성화된 상태 혹은 '싸우거나 도망가는' 반응 상태에 있다. 그 반면 부교감신경 반응 혹은 '쉬고 회복하는' 상태에 있을 때 우리 몸은 치유될 수 있다.

톰슨 박사는 에바의 손목에 센서를 올려놓고 심장에서 전자적 정보를 수집해, 에바 몸의 '빗장을 열게' 해줄 혹은 부교감신경계로 들어가게 해줄 정확한 소리 주파수를 찾아냈다. 톰슨 박사는 첨단 모니터링 기계로 에바가 만성 스트레스 상태에 있다는 것을 발견했다. 심지어 톰슨 박사가 특별히 고안한 침상에서 이완 음악을 들으며 특정 영역대의 소리 주파수가 온몸을 휘감은 상태로 휴식을 취할 때조차, 센서는 에바가 아주 잠깐만 부교감신경 반응 상태에 머물다 만다는 것을 보여주었다. 그녀는 늘 교감신경 상태로 곧바로 되돌아가곤 했다. 이것은 에바의 몸을 만성 스트레스 상태에서 벗어나게 해줄 정신적 · 감정적 작업이 필요하다는 분명한 표지였다!

지금 그 상태로는 에바의 몸이 나을 수 없었고, 그 끔찍한 피부병의 악순환을 멈추기 위해서는 깊은 휴식과 회복이 필요했다. 스트레스 스위치를 끄는 방법으로 나는 에바에게 명상을 권했다. 내 삶을 스트레스에서 벗어나게 해준 도구가 바로 명상이었기 때문이다.

그러나 여러 대안적 치료법을 시도했음에도 에바의 피부병은 계속되고 있었다. 에바가 어느 날 나를 찾아와서 말했다. "요즘 스테로이드제를 맞지 않으려 하고 있는데요, 갑자기 지난 주말에 피부병이 폭발했어요. 가슴 전체에 커다랗게 재발했어요." 그녀는 스카프를 풀어 커다란 콜리플라워처럼 두드러기가 난 가슴팍을 보여주었다. 나는 가슴이 쿵 하고 내려앉았다. "이제 이게 하나로 합쳐져서 완전히 커다래지기 시작했어요. 너무 아프고 뜨거워요. 계속해서 열이 나다가 그 다음에는 오한이 와요."

그날 에바는 일찍 퇴근을 했고, 결국 응급실로 갔다. 의사들은 그 병이 전염성이 있는지 알 수 없었기 때문에 에바를 즉시 격리 병실로 옮겼다. 그녀는 심각한 복부 통증도 느끼고 있었다. 퇴원한 뒤 에바에게 의사들이 뭐라고 하더냐고 묻자 에바가 대답했다. "각 분야 전문의들을 다 불러서 각종 검사를 하게 했는데요, 모든 게 기본적으로는 정상이래요." 응급실에 실려가 온갖 혈액 검사와 조직 검사를 하고도 여전히 답을 듣지 못했다니 나는 믿을 수가 없었다.

병원에서 의사들은 증상을 막기 위해 스테로이드제를 다량 투여했다. 그 다음에는 피부과 전문의가 항생 물질인 댑손 dapsone을 처방해 주었다. 에바가 항생제의 위력이 어느 정도인지 모른 채 그대로 약국으로 갔더니 약사가 물었다. "이 정도면 굉장히 센 조합이라는 거 알고 계세요?"

에바는 마치 자진해서 독을 주입하는 것 같다는 느낌이 들었다. 스테로이드제 프레드니손과 댑손이 장기적으로 미칠 수 있는 부작용은 상상 이상이었다. 검사도 더 많이 받고 응급실까지 갔다 왔는데도 아무도 자신을 도울 방법을 모른다니 에바는 좌절했고 혼란스러웠다. 로스앤젤레스에 살면서 각 분야 최고의 의사들을 십수 명 가까이 만나보았는데 그중 누구도 이 증상의 원인을 알아내지 못했다. "그들은 정확히 무슨 일이 벌어지고 있는지도 모르면서 온갖 종류의 약만 주죠. 하지만 그게 바로 서구 의학의 방식이에요. 마치 '아무거나 다 해보고 뭐가 가장 나은지 보자'는 것 같아요."

에바가 삶에서 여러 긍정적인 변화들을 만들어내고 있는데도 증상이 여전하다는 사실에 나 역시 좌절했다. 에바는 삶의 책임들을 감당해 나아가기 위해 이제 유일하게 남은 선택지는 스테로이드제를 맞는 것뿐이라고 느꼈다. 임기응변이기는 하지만 즉각 효과가 나타나는 방법이었다. 나는 에바에게 만일 대체 의학 치료가 보험 처리가 된다면 전인 치유의 길을 조금 더 진지하게 탐구해 보겠냐고 물었다.

"물론이죠." 에바가 말했다 "스테로이드제는 본인 부담금 5달러에, 효과도 즉각적이죠. 그 정도 소액으로 대체 의학 치료를 받거나 보조제를 구입할 수 있다면 그런 치료법을 훨씬 더 많이 받아볼 거예요. 그런데 이유는 모르겠지만, 제가 거기에 나를 다 쏟지 못하는 것 같아요. 아마 감정적으로 한참 미성숙해서 에너지 정화에 저 자신을 충분히 열지 못하는지도 모르죠. 뭔가가 날 막고 있는 것 같아요. 할 수 있을 것 같고, 또 이 정도 상황이면 할 수 있어야 맞는데, 어떤 이유에서인지 못하겠으니까요."

영화 〈치유〉에 에바와 패티 펜이 작업하는 과정을 담을 때, 어린 시절의 트라우마가 현재 건강에 영향을 미칠 수 있다는 걸 에바가 난생처음 보았다는 점에 주목해야 한다. 트라우마를 들춰내기는 쉽지 않다. 여러 겹의 층들을 벗겨내고 진실을 드러내기까지는 시간이 걸리고 여러 다양한 방법이 필요한 경우도 많다. 이런 이유로 모든 이의 치유 여정은 독특하고 복잡하다. 어떤 이들은 아니타 무르자니처럼 아주 짧은 시간에 즉각적으로 나을 수도 있고, 몇 년에 걸친 작업과 몰두가 필요한 경우도 있다. 오래된 상처를 들추어내는 것이 그 상처를 처음 경험할 때만큼이나 고통스러울 수 있기 때문이다. 또한 에바는 기존 의학을 뛰어넘어 무엇이 가능할 수 있는지 이제 막 알아가고 있었기 때문에, 그녀로서는 서구 의학 모델 바깥에 있는 치료법 중 자신에게 잘 맞는 것을 찾기까지 시간이 더 걸렸을 수도 있다.

사회적으로 우리는 기존 의학계의 의사들이 병에 대해 가장 잘 알고 있으며, 편리한 방법으로 병에서 낫는 것이 관건이라고 믿도록 길들여졌다. 그러나 때로 편리함에는 대가가 따를 수 있다는 점을 기억해야 한다. 스테로이드제 같은 약물이 인체에 장기적으로 미치는 부작용은 어떠한가? 도무지 낫지 않는 만성 질환을 날마다 관리하면서 받는 스트레스는 어떤가? 혹은 최고의 전문의라는 사람들이 계속해서 아무런 대답도 하지 않고 아무런 방향도 제시해 주지 않을 때 드는 좌절감은 어떤가?

에바나 그녀처럼 원인불명의 병을 앓고 있는 수많은 사람들에게, 답을 찾는 과정은 여러 치료법과 치료책을 계속해서 시도해 보는 여정이다. 대체 의학 치료법 중에는 보험 처리가 되는 것이 거의 없기 때문에 전인 치유의 길을 밟을 때는 비용이 많이 들 수 있다. 겨우겨우 비용을 대며 대체 의학 치료를 받고 있는데 첫 세션 이후 눈에 띄는 결과가 나타나지 않는다면, 효과가 있을지 없을지 알 수 없는 것에 계속 돈을 쓰는 건 아닐까 싶어 겁이 날 수 있다. 그래서 뭔가 가망이 보이기도 전에 치료를 관둘 수도 있다. 에바의 치유 여정은 기존 의학 시스템이 우리에게 답을 주지 못하고 있으며, 따라서 훨씬 더 상호 연결적이고 전인적인 접근법으로 나아갈 필요가 있음을 보여주는 또 다른 예이다. 이 여정에서 커다란 난제가 바로 현재의 의료 보험 모델로, 보완적 · 대안적인 치료법에 더 많은 보험 처리가 필요하다.

이 책을 쓰고 있는 지금도 에바는 우리가 바라던 시원스런 해결책을 찾거나 경험하지는 못하고 있다. 영화 〈치유〉가 넷플릭스에 올라갔을 때 에바는 전 세계의 치료사와 의사, 또 비슷한 경험을 한 사람들로부터 조언과 응원이 담긴 편지를 수백 통 넘게 받았다. 이러한 사랑어린 제안들을 하나씩 시도해 보면서 에바는 놀랄 정도로 회복력을 되찾고 치유 여정에서도 커다란 성과를 거두고 있다. 스트레스를 주던 일도 그만두고 지금은 자신의 건강과 가족에게 집중하고 있다. 또한 채식 위주의 식습관을 유지하고 있으며, 지금도 이따금씩 패티 펜과 세션을 하고 있다. 나아가 최근에는 더욱 전인적인 방식으로 에바의 치료를 도우려는 자연 요법 치료사와 작업을 시작했으며, 이 증상의 근본 원인이 무엇인지 그 다양한 가능성도 여전히 알아보고 있다.

친구로서 나는 계속해서 가능한 모든 방법으로 에바를 응원할 것이고, 그녀가 곧 답을 찾을 수 있기를 기도한다. 그녀의 이야기는 과거의 트라우마를 직면하고 치유를 위한 공간을 만드는 데 얼마나 큰 용기가 필요한지 잘 보여준다. 거기에는 유해한 관계를 끝내거나, 스트레스 많은 직장을 그만두거나, 특정 믿음에 대한 감정적 집착이나 생활 방식의 일부를 놓아버리는 것 같은 큰 변화도 포함될 수 있다. 나는 에바와 같은 사람들이 점점 더 많아져서 현대 의료 시스템에 대한 환상을 깨고 전인 치유의 필요성을 인식하게 되면, 마침내 새로운 유형의 의료를 요구하는 수요가 생겨나리라 믿어 의심치 않는다.

6장의 요점

- 고대의 지혜 전통에서는 음식이 약이며 자연이 건강과 치유의 열쇠를 쥐고 있다고 말한다. 되도록이면 자연에서 난

것이나 유기 농법으로 길러진 먹을거리를 먹자.

- 건강 문제에는 감정적 · 심리적인 요소가 있는 경우가 많다. 처리되지 못한 감정, 만성적 스트레스, 트라우마가 우리 몸에 침입하는 것들에 대한 타고난 방어력을 무너뜨려 우리를 외부의 병원균과 독소에 더욱 취약하게 만든다.
- 아유르베다에 따르면 질병 전개의 여섯 단계는 먼저 축적에서 시작한다. 체내에 독소를 축적하는 것은 물론 마음에 부정적인 것을 쌓는 것도 포함된다. 공간을 만들기 위해서는 트라우마와 판단, 부정적인 감정을 반드시 놓아버려야 하며, 이것이 치유의 첫걸음이 된다.
- 단식은 몸과 영에 쌓인 것들을 배출해 내는 훌륭한 방법이다. 처음으로 단식을 하고자 한다면 건강 전문가와 상의하고 전문 센터의 도움 아래 하는 방법을 고려해 보자.
- 자연에는 어마어마한 치유의 성질이 있다. 그라운딩, 고지대에서 시간 보내기, 미네랄이 풍부한 온천수나 소금물 속에 몸 담그고 있기 등은 모두 건강에 굉장히 이로울 뿐 아니라 가격도 합리적이고 접근하기도 쉽다.

7 무형의 것을 활용하기

과학은 영성과 양립 가능할 뿐 아니라
영성의 깊은 원천이기도 하다.
—칼 세이건Carl Sagan

앞 장에서 언급했듯이 보험 적용이 되지 않고 따라서 더 비싸게 느껴지기 때문에 많은 사람들이 대체 의학 치료법이나 보완적인 치료법을 꺼리고 있다. 이 점을 기억하자. 편리함에는 치러야 할 대가가 따르며, 그 대가는 지금이든 나중이든 치르게 마련이다. 빠른 해결책은 단기적으로 보면 비용이 적게 들 수 있지만, 만성 질환에 임시방편을 사용하면 나중에 부작용이나 더 큰 불균형이 따라오기 쉽다. 대체 의학은 장기적인 접근법인 만큼 경제적인 면에서 부담스러울 수 있으며, 특히 구체적인 결과를 얻기까지 긴 시간이 걸린다는 점도 부담스러울 수 있다. 자신에게 맞는 치료법이나 치료사를 찾기까지 여러 가지 방법을 시도해 보는 과정에서 비용과 노력이 더 들 수도 있다.

바로 그래서 스스로 공부해야 하고, 우리 몸속의 체계들이 얼마나 복잡하게 연결되어 있으며 자연 지성에 의해 어떻게 작동되는지 잘 이해하고 있어야 한다. 큰 그림을 볼 수 있을 때 인내심과 확신, 신뢰를 갖고 이 여정을 마칠 수 있다. 그렇기는 하지만 현재의 의료 시스템이 올바른 방향으로 움직여가고 있고, 침술이나 두개천골 요법, 최면 요법, 카이로프랙틱 등 점점 더 많은 치료법들에 보험이 적용되고 있다. 일부 굉장히 효과적인 도구들은 값이 전혀 안 들기도 한다. 그저 우리의 가슴과 마음으로 그것들을 활용하기만 하면 된다.

요가나 명상 같은 고대의 수행법은 돈을 거의 들이지 않고 우리 몸의 균형을 회복할 수 있는 방법이다. 과학은 이제 이런 것이 단순히 영적인 훈련에 그치지 않는다는 사실을 증명하고 있다. 수량화할 수 있는, 실질적이고 유익한 생리적 효과가 우리 몸에서도 나타나는 것이다. 요가는 균형 감각과 인내심, 유연성, 순환 능력, 체력을 강화하며, 자신의 몸과 호흡을 더욱 잘 알아차리게 해준다. 명상은 스트레스와 불안을 완화하고, 면역 체계를 강화하며, 체내에 치유 화학 물질을 분비시킨다.

나는 한 치의 의심도 없이 명상이 내 삶을 바꾸어놓았다고 말할 수 있다. 나는 실제로 마치 임신부가 피클이 당기듯이 명상이 당기는데, 그 이유는 명상을 통해 내 마음속에 쌓인 긴장을 풀어버릴 수 있기 때문이다. 오전에 명상을 한다면 그날 하루는 평화롭고 즐거운 기분으로 시작하게 된다. 나는 2007년에 초월 명상Transcendental Meditation을 배운 뒤로 쭉 상급 만트라advanced mantra를 받고 있고, 캘리포니아의 초프라 센터Chopra Center에서 원시 소리 명상primordial sound meditation도 배웠다.

내 휴대 전화에는 명상 안내 파일들이 빼곡하게 들어 있다. '헤드스페이스Headspace'나 '캄Calm' 같은 명상 어플리케이션은 명상을 시작하는 이들이 가장 선호하는 것들이다. 유튜브에는 무료 명상 안내 영상들이 셀 수 없이 많지만, 명상 수행을 진지하게 규칙적으로 하고 싶다면 자격을 갖춘 명상 교사의 실제 명상 수업을 듣기를 권한다. 명상의 뿌리와 과학, 유익한 점을 이해하게 되면 수행에 정진하기가 훨씬 쉬울 것이며, 그럴 경우 명상 수행으로 얻는 유익은 훨씬 더 커질 것이다.

너무 바빠서 혹은 마음이 너무 빠르게 돌아가거나 분석을 해대서 자신은 도저히 명상을 배울 수 없다고 생각하는 사람들이 많다. 선불교에서는 이렇게 말한다. "날마다 20분씩 앉아서 명상을 하라. 너무 바쁘지 않다면 한 시간 동안 앉아 있으라." 눈을 감고 호흡이나 만트라에 몇 분간 집중했는데도 계속해서 마음이 분주할 때는 나는 내 생각들을 일종의 야생마라고 상상해 본다. 그 야생마에게 "워워, 착하지. 워워, 천천히"라고, 이 지칠 줄 모르는 야생마가 차분해질 때까지 나지막이 속삭이며 갈기를 쓰다듬어 준다. 우스운 소리로 들릴지 모르지만, 이런 방법이 실제로 도움이 된다. 핵심은 내가 알아차린 생각들에 저항하려고 하지 않는 것이다. 그저 숨 쉬면서, 생각들이 들고 나도록 가만히 둔다. 그리고 고요하게 자신의 만트라나 호흡에 대한 자각으로 돌아온다.

규칙적으로 수련을 해보면 자신에게 무엇이 맞는지 알게 될 것이다. 여전히 너무 바빠서 안 된다고? 규칙적인 명상 수련을 하면 뇌가 훨씬 더 효율적으로 작동한다는 것을 알게 되리라. 그러니 한번 투자해 보는 셈 치고 꾸준히 해보기 바란다. 할 만한 가치가 있는 것들이 대개 그러하듯 훈련과 꾸준함이 필요하다.

"명상의 중요한 점. 더욱더 자기 자신이 된다는 것."

—데이비드 린치David Lynch

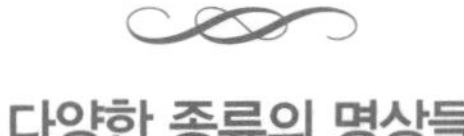

다양한 종류의 명상들

명상은 수천 년 전부터 있던 것이다. 마음은 늘 지껄여대지만, 그것이 하는 말은 대체로 겁주는 것, 제한하는 것이다. 마음은 도구로 사용될 때는 훌륭하지만, 그것이 주도권을 잡아버리면 그다지 멋지지 않다. 나의 스승인 허버트 벤슨Herbert Benson 박사는 명상에 대한 초창기의 연구에서 이렇게 말했다. "명상은 '싸우거나 도망가는' 반응, 즉 두려움 반응을 중단시키고 몸의 부교감신경계를 자극한다. 그때 바로 치유가 일어난다." 그래서 가장 기본적인 차원에서 명상은 스트레스를 완화한다.

—조앤 보리센코

우리는 아침에 일어나면 샤워를 하거나 목욕을 한다. 어제의 때를 갖고 새로운 하루를 시작하고 싶지는 않으니 말이다. 하지만 만일 내가 아침에 일어나자마자 TV나 라디오를 켜거나, 컴퓨터, 뉴스부터 본다면 나는 세상의 온갖 스트레스를 받아들이며 하루를 시작하는 셈이다. 그래서 몸은 씻었을지 모르지만 마음에는 너무나 많은 스트레스를 묻힌 채 하루를 시작하는 것이다. 바로 그래서 아침 명상이 몸을 씻는 것만큼이나 중요하다. 그것은 마음을 깨끗하게 하고 의식을 깨끗하게 하는 것이다.

—메리앤 윌리엄슨

다양한 종류의 명상이 있다. 자기 성찰이 포함되는 명상도 있다. 가령 고요히 앉아서 "나는 누구인가?" 자문해 보는 것이다. 스스로의 믿음들에 대해 질문을 던져보는 자기 탐문 형식의 명상도 있다. 세 번째 형태로는 흔히들 '마음챙김mindfulness'이라고 하는 것이 있는데, 사실 알아차림awareness 수련을 할 때는 마음mind을 사용하지 않기 때문에 참으로 이상한 단어가 아닐 수 없다. 생각을 알아차리는 것은 생각이 아니다. 그 다음 초월 명상이라는 것이 있는데 대개 만트라 같은 테크닉을 사용한다. 만트라는 생각을 잠잠하게 해주는 소리로서, 마침내는 우리를 생각도 없고 만트라도 없으며 오직 알아차림만 남는 상태로 데려간다. 그래서 이러한 테크닉을 수련할 때 우리는 우리의 핵심 존재, 핵심 의식과 닿게 된다. 바로 영적 전통에서는 '영혼soul'이라 칭하는 것 말이다.

—디팩 초프라

명상을 할 때 우리의 뇌하수체는 놀라운 일을 한다. 바로 옥시토신, 도파민, 릴랙신, 세로토닌, 엔돌핀을 분비하는 것이다. 이러한 영적 연결을 만들 때 우리 몸이 만들 수 있는 온갖 좋은 것은 다 나온다고 보면 된다. 이러한 내적 과정을 우리는 실제로 전등 스위치를 켜듯이 언제든 켤 수 있다. 그저 잠시 시간을 내서 내면에 연결된다면, 요가에서 말하는 이러한 '생명력'을 켤 수 있다. 반드시 명상이나 기도여야 할 필요도 없다. 자연 속을 거니는 산책도 방법일 수 있다. 마음이 잠잠해지고 호흡이 느려지기만 하면 된다. 그러면 그 흔들리지 않는 평화를 계속해서 느끼고 싶어질 것이다.

—켈리 터너

오래전에 한 상급반 워크숍에서 우리는 놀라운 연구를 하나 했다. 120명을 대상으로, 순환성 코르티솔 수치와 면역 글로불린 A(혹은 IgA)라고 하는 화학 물질 수치를 측정해 보는 연구였다. 우리는 참가자들을 나흘 반 동안 명상 수련하게 한 뒤, 마지막에 그러한 내면 작업에 의해 어떤 후성적 변화나 화학적 변화가 일어났는지 확인해 보았다. 우리는 사람들의 코르티솔 수치가 대거 감소한 것을 발견했는데, 이것은 그들이 더 이상 생존 모드에 있지 않으며 더 이상 스트레스를 받고 있지 않다는 뜻이었다.

하지만 이와 관련해서 또 한 가지 일이 일어났으니, 피실험자들의 IgA 수치가 51.5에서 83으로 올라간 것이었다. 이는 '높음' 중에서도 가장 높은 수치로, 일부는 100대를 넘긴 이들도 있었다. IgA는 박테리아와 바이러스를 막아주는 가장 주요한 방어막이다. 어떤 독감 주사보다 뛰어나다.

—조 디스펜자

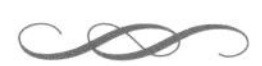

나도 그렇지만 전문가들도 모두 명상이, 규칙적으로 할 경우, 신체적 · 영적인 변화에 매우 강력한 도구가 될 수 있다는 데 동의한다. 명상은 마음을 잠잠하게 하고, 우리를 가슴에 머물게 하며, 삶 속에 늘 쌓여 있게 마련인 정신적 긴장을 놓아버리게 한다. 켈리 터너가 제시하는 '치유의 아홉 가지 주요 요소' 중 하나가 “직관을 따르기”인데, 규칙적인 명상 수련은 직관력을 강화해 줄 뿐 아니라 머릿속 재잘거림도 잠잠하게 해 내면의 안내자의 소리를 들을 수 있도록 해준다. 내면의 안내자의 목소리인지 자신의 머릿속에서 나오는 목소리인지 분간할 수 없다면 직관을 따를 수 없다!

의술로서의 상상력

마음을 고요하게 하는 것도 치유와 스트레스 완화, 직관과의 연결에 분명 도움이 되지만, 시각화와 상상력을 통해 마음을 의식적으로 사용하는 것 또한 몸에, 심지어 주변 세상에까지 원하는 효과를 가져올 수 있다. 우리 시대의 걸출한 과학적 지성인 알버트 아인슈타인Albert Einstein은 이 상상력의 힘을 진심으로 믿은 사람이다.

“논리는 당신을 A에서 B로 데려다줄 것이다.
상상력은 당신을 어디로든 데려가줄 것이다.”
—알버트 아인슈타인

이제 많은 과학 연구들을 통해 각종 부상이나 질병, 특히 뇌

졸중, 파킨슨병, 척수 손상에서 회복하고 재활하는 데 시각화—일종의 상상력—가 도움이 될 수 있음이 밝혀지고 있다. 하버드 대학교의 연구자들은 닷새 연속 매일 두 시간씩 피아노로 다섯 음계를 연주한 사람들의 뇌를 촬영해서 분석했다.

연구자들은 손가락 움직임을 관장하는 뇌의 부위가 마치 근육처럼 실제로 자라나 있는 것을 발견했다. 새로운 운동 기능을 배우거나 연습할 때 우리는 그 근육에 연결된 뇌의 부분을 연습시키고 변화시키는 것이다. 그것이 바로 신경 가소성neuroplasticity 현상이다. 연구자들은 또 실제로 피아노를 치지는 않았지만 자신들도 똑같이 그 다섯 음계를 닷새 연속 매일 두 시간씩 치고 있다고 마음의 눈으로 상상한 집단도 연구했다. 그 집단의 뇌 스캔 결과는 실제로 피아노를 연주한 그룹의 뇌 스캔 결과와 동일했다. 그 반면 실제로 피아노를 치지도 않고 상상도 하지 않았던 대조군은 그와 관련된 뇌 영역에서 아무런 변화도 보이지 않았다.[16] 놀랍게도 이것은 상상력이 그저 아이들이나 하는 놀이가 아님을 보여준다. 아인슈타인이 그 힘을 믿은 것도 이상한 일이 아니다.

워싱턴 대학교 인간 인터페이스 연구소Human Interface Lab는 가상 현실로 통증을 감소시키는 연구 기법을 개발했다. 화상을 입은 사람들이 가상 현실 고글을 쓰고 '눈의 나라SnowWorld'라는 게임을 하는 동안 상처가 깨끗하게 청소되는 것이다. 이 연구는 대부분의 경우 환자들이 상상 속의 가상 세계에서 게임을 하는 동안 통증이 절반 이상 줄어들었음을 보여주었다. 화상 환자들은 고글을 쓴 상태에서 아름답고 상쾌한 눈의 나라에 푹 빠져 들어갔고, 거기에서 펭귄과 눈사람에게 눈덩이를 던지며 점수를 쌓았다. 이것은 테크놀로지를 활용해 우리의 상상력을 강화하고 시각화를 더욱 용이하게 함으로써 치유를 도울 수 있다는 혹은 치유 과정에서 통증을 줄일 수 있다는 희망적인 예시이다.[17]

"상상력이 가진 치유의 힘과, 그것이 만들어내는 에너지에 견줄 수 있는 약은 존재하지 않는다."

—하비브 사데기Habib Sadeghi

병을 건강으로 상상하기

간단한 상상력 운동을 하나 알려주겠다. 눈을 감고서 여러분이 냉장고로 가 냉장고 문을 열고 레몬을 하나 꺼내는 상상을 해보자. 그 다음 그걸 도마에 올려놓고 반으로 잘라서 잠시 바라본 뒤 새어나오는 즙을 혀로 한번 핥아보는 상상을 한다. 벌써 침이 고일 것이다. 전부 상상일 뿐인데 말이다. 우리가 상상하는 바가 신체에 영향을 미친다는 점에는 의문의 여지가 없다.

—조앤 보리센코

나는 치유 과정에서 시각화를 이용해 본 사람들 수백 명을 몇 년째 인터뷰하면서 그들의 이야기와 증언을 수집하고 있다. 놀랍게도, 그들의 99퍼센트가 내면의 '병病 사진'을 찍어서 그것을 내면의 '건강 사진'으로 바꾸는 작업을 했다고 말했다. 바로 그것이다. 병을 건강으로 상상하는 것. 그들은 그 작업을 하고, 또 하고, 또 하고 있다.

병을 건강으로 상상하는 전략 몇 가지를 소개한다. 항암 화학 치료를 받고 있는 사람들은 항암 치료제를 몸속을 돌아다니면서 종양을 뜯어먹는 작은 피라냐 물고기 같은 것으로 상상한다. 그들 마음의 눈에는 종양이 점점 더, 점점 더 작아져서 결국 없어지는 것이 보인다. 방사선 치료를 받고 있는 사람들은 방사선을 종양을 폭파시키는 작은 번갯불로 상상한다. 다시 강조하지만, 종양은 점점 작아져 결국 사라지게 된다. 어떤 이들은 종양을 작은 눈덩이라고 상상한 후 뜨거운 물이 나오는 수도꼭지 밑에 놓고 녹여 없애는 식으로 병-건강 전략을 사용하기도 한다.

관절염이 있는 사람들은 고운 사포로 관절을 문지르고 광을 낸 다음 그 위에 기름칠을 해서 부드럽고 윤기가 나게 만드는 상상을 한다. 심혈관 질환이 있는 사람들은 눈을 감은 뒤, 스팀 청소기를 들고 자신의 동맥 속을 걸어다니며 동맥을 꼼꼼히 청소하는 상상을 한다. 찌꺼기들이 혈관 벽에서 다 떨어져 나오면 그것을 싹 쓸어다가 쓰레기통에 담은 뒤 한꺼번에 몸에서 제거해 버린다. 건강과 병을 어떤 모습으로 상상할지는 전적으로 개인에게 달려 있다. 틀린 방법이란 있을 수 없다.

—데이비드 R. 해밀턴

의도 설정의 힘

요가와 명상, 영적 치유에서는 의도 설정에 대한 이야기를 많이 한다. 조 디스펜자는 의도가 정말로 어떻게 작용하는지를 다음과 같이 설명한다.

> 인간이 받은 큰 특혜 가운데 하나는 바로 생각을 다른 무엇보다도 더 실제적인 것으로 만들 수 있다는 것이며, 우리는 늘 그렇게 하고 있다. 대뇌 전두엽은 창조 센터로서, 전체 뇌의 40퍼센트를 차지한다. 상상하고, 추측하고, 창조하고, 의도하고, 주의를 기울이는 일이 바로 거기에서 이루어지며, 또한 이곳이 감정적 반응을 억제하는 곳이기도 하다.
>
> 우리가 더 나은 존재 방식, 삶의 새로운 가능성에 대해 생각할 때 바로 이 전두엽이 활동하기 시작한다. 전두엽은 마치 교향악단의 지휘자처럼 뇌의 모든 부분과 연결되어 있기 때

문에, 각각의 뉴런 네트워크를—과거에 얻은 지식들, 혹은 우리가 지금껏 해온 경험들로부터—불러내 그것을 말끔하게 조합해서 하나의 비전을 만들어낸다. 그것을 우리는 의도intent라고 부른다.

그러고서 그는 우리가 새로운 뉴런 네트워크들을 조합해 새로운 배열과 새로운 패턴, 새로운 조합을 만들어내기 시작할 때 우리는 곧 마음을 바꾸기 시작하는 것이라고 설명한다. 마음은 행동하는 뇌이기 때문이다. 나는 성공하고자 하고, 사랑을 찾고자 하고, 낫고자 하는 등 늘 의도를 세운다. 그리고 자주 낙담한다. 많은 이들이 그러하듯 나 역시 비전 보드vision board를 만들어 거기에 나의 새로운 의도들을 써 넣고 확언確言을 반복하지만, 어떤 때는 아무리 해도 벽에 부딪칠 때가 있다. 무엇이 문제일까? 조 디스펜자는 이렇게 설명한다.

문제는 대부분 사람들이 그 의도를 고양된 감정과 결합하지 않는다는 것이다. 그 미래의 현실을 현재 순간 속에서 경험하기 시작할 때 그 경험의 최종 산물이 바로 느낌 혹은 감정이다. 그 느낌으로 몸은 자신이 그 미래 현실 속에서 살고 있다고 믿기 시작한다.

시간이 가면서 시각화에 고양된 감정이 합쳐지는 이 순환이 반복될 때, 새로운 회로가 새로운 방식으로 점화되기 시작하며, 우리 뇌는 그 경험이 이미 일어난 것처럼 느끼게 된다. 고양된 감정은, 활발하게 지시하며 새로운 유전자를 고르고 있는 몸에게 신호를 보내 몸이 그 사건에 대비할 수 있도록 새로운 단백질을 만들어내게 한다.

우리가 생각하고 행동하고 느끼는 방식을 성격personality이라고 한다. 그리고 이 성격이 그 사람의 개인적 현실personal reality을 만들어낸다. 새로운 가능성에 대해 생각하기 시작하고 새로운 배열로 점화되기 시작할 때 뇌는 더 이상 과거의 기록물이 아니다. 이제 그것은 사실상 미래를 위한 지도가 된다. 미래가 현실화되기도 전에 미래를 감정적으로 받아들이기 시작하는 것이다. 다시 말해 건강하다고 느끼려면 낫기까지 기다려야 한다거나, 사랑을 느끼려면 새로운 상대를 기다려야 한다거나, 힘이 있다고 느끼려면 성공할 때까지 기다려야 한다는 것은 어떤 원인이 먼저 있고 거기에 결과가 따라온다는 낡은 인과론적 현실 모델이다. 이 새로운 모델은 그 원인과 결과를 바꾸는 것이다. 즉 성공의 결과를 만들기 위해서는 먼저 힘이 있다고 느껴야 하고, 인생의 사랑을 만나기 위해서는 먼저 우리 자신과 삶에 대해 사랑을 느껴야 하며, 치유가 일어나기 위해서는 먼저 온전하다고 느껴야 한다는 말이다.

그렉 브레이든 역시 의도와 고양된 감정을 결합하는 것이 얼마나 강력한지 보여주는 흥미로운 이야기를 하나 들려준다. 1990년대 초반, 뉴멕시코 북부의 고高사막 지대에 100년 만에 최악의 극심한 가뭄이 들었다. 소떼가 고통스러워하고 작물은 말라 죽는 등 상황이 몹시 안 좋았다. 어느 날 그렉의 북미 원주민 친구가 전화를 했다. 사생활 보호를 위해 그를 데이비드라고 해보자. 데이비드가 말했다. "그렉, 오늘 우리 조상들이 만든 주술 바퀴medicine wheel로 기우제를 지내러 갈 건데 함께하겠나?" 그렉은 두 번 생각할 것도 없었다.

그들은 세이지 향이 풍기는 고사막 지대의 들판을 지나 산을 올랐다. 무릎이 세이지 이파리들을 스칠 때마다 아름다운 향기가 올라왔다. 고대의 주술 바퀴에 다다르자 데이비드는 낡은 작업 부츠의 끈을 풀고 맨발로 바퀴의 중앙으로 들어갔다.

그는 그렉을 등지고 서서 눈을 감고 양 손을 들어 올려 몇 초간 침묵 속에서 기도를 올렸다. 그러고는 뒤를 돌아 그렉을 보며 말했다. "배가 좀 고픈데 같이 뭐라도 먹으러 갈까?" 그렉은 깜짝 놀랐다. 그는 챈팅chanting을 하고 춤을 추는 일종의 의식儀式 같은 걸 기대했었다. "기우제를 지내려는 줄 알았는데……" 그렉이 데이비드에게 말했다.

데이비드는 만일 그가 비를 내려달라고 기도한다면 비는 절대로 오지 않을 거라고 말했다. 뭔가 일어나게 해달라고 기도하는 순간, 그게 존재하지 않는다는 사실을 우주에게 인정하는 셈이 되기 때문이었다. 바뀌기를 기도하는 바로 그것을 한 번 더 확언確言하는 셈이라는 것이다. 그렉이 물었다. "그럼, 비를 내려달라고 기도하지 않았다면 뭘 한 거야?" 데이비드가 대답했다. "눈을 감고서, 우리 푸에블로 마을에 비가 내리는 것을 느껴봤지. 우리 푸에블로 집의 흙벽에 빗방울이 떨어질 때 어떤 냄새가 날지 냄새를 맡아봤고, 내 맨발이 진흙을 밟는 감촉을 느껴봤어. 비가 너무 많이 와서 진흙탕이 되었으니까. 그리고 이미 일어난 일, 비가 내린 그 일에 감사를 드렸지."

그들은 가장 가까운 타오스 시내로 점심을 먹으러 갔다. 집으로 돌아왔을 때 그렉은 오랫동안 보지 못하던 모습을 보았다. 거대한 먹구름이 상그리 데 크리스토 산 위에 드리워져 있었다. 밤이 되자 비가 내리기 시작했고, 비는 밤새도록, 그리고 다음날 아침을 지나 오후까지 내렸다. 비가 정말로 많이 와서 들판에 홍수가 나고, 길에도 홍수가 났으며, 소떼는 갇혀버렸다.

그렉이 데이비드에게 전화를 했다 "데이비드, 이게 대체 무슨 일이야? 완전 엉망이 됐잖아! 온천지에 물난리가 났다고." 한동안 말이 없다가 데이비드가 입을 열었다. "그렉, 그게 바로 우리 조상들도 못 푼 부분이야. 조상들이 비를 내리게 할 수는 있었지만, 비가 얼마나 오게 할지는 알지 못하신 거지."

누구도 데이비드의 기도가 비를 만들어냈다고 말할 수는 없을 것이다. 그러나 그렉이 보기에는 기도를 올린 순간과 비가 내린 시점 사이에 굉장한 상관 관계가 있다고 생각되었다. 그 지역에는 몇 달째 구름조차 나타나지 않고 있었다. 일기예보를 보니, 서쪽을 뒤덮은 제트 기류가 와이오밍에 다다르자 곧 콜로라도와 뉴멕시코 쪽으로 내려오더니 약간 선회를 해서 뒤로 다시 조금 물러나 있었다. 마침 비가 내린 바로 그 지역이었다. 기상 캐스터가 한 발 물러서더니 "허" 하고 짧게 탄식을 내뱉었다.

한 사람의 진심어린 감사가 물리적 환경에 그토록 강력한 영향을 미치는 것이 가능할까? 그것은 우리가 우리 몸의 치유에 어떤 영향을 미칠 수 있는지에 관해 무엇을 말해주고 있을까? 덕분에 나는 기도를 완전히 새로운 관점으로 바라보게 되었다!

"감사가 시작될 때 싸움은 끝난다."

—닐 도널드 월시Neale Donald Walsch

감사의 주파수

감사는 강력한 창조의 힘이자 두려움에서 벗어나게 해주는 훌륭한 도구이다. 듣기에는 그저 좋은 말 같지만, 겁나는 상황에 맞닥뜨렸을 때 감사의 상태로 들어가기란 말처럼 쉽지 않다! 아프거나 통증을 느끼고 있을 때 긍정적으로 생각하거나 감사하기도 정말 어렵다. 통증이나 메스꺼움, 쇠약해진 몸에 온 신경이 쏠려 있기 때문이다.

그렇긴 하지만 나는 아무리 절망스러울 때조차도 언제나 감사할 거리를 찾을 수 있다는 것 역시 깨달았다. 심장이 뛰고 있다는 사실에 감사하기처럼 간단한 일에서부터 시작하라. 감사의 주파수는 단 1페니에 감사하는 것일지라도 백만 달러에 감사하는 것만큼이나 강력하다. 그리고 가치 있는 모든 것이 그러하듯 이렇게 하는 데도 역시 연습이 필요하다.

감사와 함께 초월하기

의사에게서 류머티즘 관절염, 다발성경화증 혹은 암이나 당뇨라는 진단을 받을 때 그 진단을 듣는 순간 흔히 겪는 감정은 두려움이나 슬픔이다. 생각은 긍정적으로 할 수 있다. 가령 이렇게 말할 수 있다. "이 병을 이겨낼 거야." 하지만 두려움을 느끼고 있다면 그 생각은 결코 뇌간을 넘어 몸에까지 전달되지 못한다. 몸의 감정 상태와 일치되지 않기 때문이다. 실제로 우리가 감정 상태가 바뀌어 감사의 상태에 있어야 한다. 왜 감사일까? 우리는 보통 뭔가를 받을 때 감사하기 때문이다.

감사의 상태로 고마움을 전한다면 우리 몸은 뭔가를 받고 있다고 느낀다. 감사라는 감정을 느꼈다는 것은 그런 일이 이미 일어났다는 것을 뜻하기 때문이다. 그래서 이미 치유가 일어났다고 느낄 수 있고, 이미 치유가 일어난 것에 감사한다면, 그 감사의 감정이 우리 몸으로 하여금 신경 세포들을 자극해 그러한 치유를 반영하는 화학 물질을 뇌 속에 분비시킬 시냅스 연결을 만들어내도록 한다.

—조 디스펜자

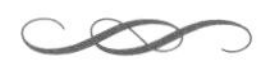

감사하기 팁

자신의 생각이 어느 쪽으로 휩쓸리는지 잘 인식하고 그것을 감사로 되돌려놓으라. 이것은 그 자체로 일종의 명상이 될 수 있다. 늘 감사할 것들의 목록을 적어두라. 그리고 원하는 일들이 이미 이루어진 것처럼 감사하기 시작하라.

가령 이런 식이다. "건강을 완전히 되찾은 것에 감사합니다. 기력이 회복돼 아이들과 다시 놀 수 있는 것에 감사합니다." 혹은 이렇게도 해볼 수 있다. "병이 다 나아서 정말 감사합니다. 약을 먹지 않아도 되어서 감사합니다. 통증이 완전히 사라져서 정말 감사합니다." 이러한 생각들을 하면서 이미 그 일이 사실이 된 것처럼 감사와 기쁨을 느끼고 그 모습을 머릿속에 그려보라. 모든 잠재성은 무한한 가능성의 장 속에 정말로 존재하며, 이 책에 나오는 전문가들의 말처럼, 또 고대의 지혜를 간직한 현자들의 말처럼, 감사와 믿음은 우리가 그러한 일들을 실제로 경험하도록 도와준다.

"그러므로 내 말을 잘 들어두어라.
너희가 기도하며 구하는 것이 무엇이든
그것을 이미 받았다고 믿기만 하면 그대로 다 될 것이다."
—〈마르코복음〉, 11장 24절

나는 가톨릭 집안에서 태어나 성경의 가르침을 그대로 믿고 자랐는데, 특히 〈마태오복음〉 18장 20절을 굳게 믿었다. "단 두세 사람이라도 내 이름으로 모인 곳에는 나도 함께 있기 때문이다." 난 언제나 이 말이 두세 사람이 모여서 같은 것을 두고 기도할 때 그 기도의 힘이 더 커진다는 뜻이라고 믿었다. 그 예가 바로 이 책의 5장에서 소개한 엘리자베스가 응급실에 실려 갔다가 한 경험이다. 깨어나 보니 백 명도 넘는 사람들이 페이스북을 통해서 동시에 그녀를 위해 기도하고 있었던 일 말이다.

2008년, 나는 아가페 국제영성센터에서 마이클 B. 벡위스의 강좌를 하나 들었는데, 그가 그때 해준 이야기가 지금까지도 내 가슴속에 깊이 남아 있다. 그는 희망이 전혀 없는 상황들에서도 자신은 왜인지 회복과 치유가 가능하다는 강렬한 감정이 들고, 이유는 모르지만 정말로 회복이 일어난다고 했다. 그가 예를 하나 들어주었는데, 수업 때 어떤 여성이 신장 이식 수술을 더 빨리 받을 수 있도록 기도해 달라고 학생들에게 부탁했다고 했다. 벡위스가 "그냥 우리가 당신 신장이 낫게 해달라고 기도하는 건 어떨까요?"라고 하자 그녀가 말했다. "아뇨, 아니에요. 의사들이 이게 아주 희귀한 질병이라서 나을 수 없다고 했어요."

그 여성은 무엇을 위해 기도할지 벡위스와 의논하게 되었고, 벡위스는 다음과 같은 연습을 제안했다. 그가 먼저 수업을 듣는 사람들에게 물었다. "오늘 아침에 일어나서 신장이 제 일을 잘해주고 있는 것에 감사하신 분?" 아무도 손을 들지 않았다. 그는 사람들에게 그날 하루 동안 화장실에 갈 때마다 신장에 감사를 표하고, 또 그 여성의 신장이 온전해지도록 기도해 달라고 부탁했다. 그리고 그 여성에게는 이렇게 말했다. "몸에서 제 할 일을 다 하고 있는 다른 장기들을 전부 살펴보고 감사를 전해보세요." 그는 또 어니스트 홈즈Ernest Holmes의 《마음의 과학*The Science of Mind*》이라는 건강 도서의 신장 부분을 날마다 읽으라고 권하면서 이렇게 덧붙였다. "몸의 다른 부분들에 감사를 전하고 있을 때 당신은 치유의 가능성에 활짝 열려 있는 겁니다. 효과가 있을 수도 있고 없을 수도 있겠지요. 전 결과에 대해서는 연연해하지 않습니다."

한 달쯤 지났을 때 그 여성은 신장이 자연스럽게 다시 잘 움직이기 시작했다고 소식을 전해왔다. 결국 신장 이식은 하지 않아도 되었다. 벡위스는 그 여성이 그 경험에 힘입어 더욱 건강한 생활 방식을 갖게 되었고, 그 후 10년이 더 지났는데도 여전히 신장이 잘 작동하고 있다고 했다. 이 이야기는 조 디스펜자와 그렉 브레이든이 이야기한 '감사하기'와, "두세 사람이 모인 곳에서"라는 성경 구절의 요점을 동시에 보여준다. 집단의 의도와 기도는 비전을 더욱 강력하고 효과적으로 만들어준다!

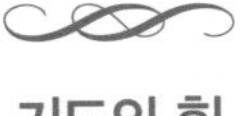

기도의 힘

어떻게 내가 하는 기도가, 내가 하는 명상이, 내가 하는 감사와 사랑의 생각들이 이 공간에 함께 있는 다른 사람의 치유에 혹은 지구 반대편에 있는 사람의 치유에까지 영향을 줄 수 있을까?

답은 우리가 '얽힘entanglement'이라는 현상을 통해 깊이 연결되어 있기 때문이라는 것이다. 얽힘은 물리학 용어로, 무엇인가가 통합되어 전체로서 움직이기 시작하면, 물리적으로 수 킬로미터, 아니 몇 광년씩 떨어져 있다 할지라도 에너지적으로는 모든 것이 그대로 연결되어 있다는 개념이다.

이게 왜 중요할까? 시간을 충분히 거슬러 올라가면 빅뱅big bang이라고 하는, 거대한 에너지 방출이 있기 전에 당신이, 내가, 그리고 지구가 전부 다 연결되어 있던 시점이 나올 것이기 때문이다. 물리적으로 빅뱅이 일어날 때 입자들이 분리되기 시작하지만, 에너지적으로 그 입자들은 그대로 연결되어 있다. 우리는 이 지구의 일부이며 서로서로의 일부이다. 그리고 그것이 당신에게 또 나에게 힘을 주어 우리 몸의 치유 과정과 사랑하는 사람들의 치유 과정에 참여할 수 있도록 해준다. 이러한 방식을 과학은 이제 막 이해하기 시작했다.

—그렉 브레이든

신념faith은 의식의 한 측면이다. 사람들은 말한다. "나에겐 신념이 없어." 그러나 사실은 누구나 모종의 신념을 가지고 있다. 당신은 어떤 것이 가능하다는 신념을 가졌을 수도 있고, 그것이 가능하지 않다는 신념을 가졌을 수도 있다. 어떻게 보면 우리는 신의 힘, 기적의 힘, 무한한 가능성의 힘, 우리 눈으로 볼 수 없고 손으로 만질 수는 없지만 실제로 병의 위력이나 진행을 저지할 수 있는 어떤 존재의 힘을 믿기보다는, 우리를 죽일 수 있는 암의 힘을 더 믿고 있다.

—메리앤 윌리엄슨

조 디스펜자는 그의 고급 과정 치유 워크숍에 '집단 의도'라는 주제를 포함시키고 있다. 참가자들은 워크숍 전반부에 명상과 함께 '자기 자신을 넘어서기' 연습을 하면서 고양된 감정으로 가슴-뇌 사이의 일관성을 만들어낸다. 한 주간의 워크숍이 끝날 때 참가자들은 여덟 그룹으로 나뉘고, 각 그룹은 가장 치유가 필요한 사람 한 명을 빙 둘러싸고 앉는다. 그들은 이러한 원 배치를 애정을 담아 '새장'이라고 부른다. 치유의 새장을 만든 사람들이 명상을 시작해서 마음이 고요해지고 가슴과 뇌가 아름다운 일관성 상태에 들어가면, 그들은 두 손을 들어 원 한가운데 누워 있는 사람의 에너지 장 속으로 그 일관된 에너지를 흘려보낸다.

조는 이 같은 집단 치유에서 놀라운 결과들을 볼 수 있었다고 말한다. 휠체어에 앉아 있던 사람이 일어나고, 4기 암 환자가 나았으며, 맹인이 다시 볼 수 있게 되고, 귀머거리가 청력을 회복했으며, 종양이 사라졌다. 에너지를 한가운데 누워 있는 사람에게 보내는 데 든 시간은 고작 10분이었다. 조는 나에게 "극적인 치유를 한 번 목격하면 기적이고, 두 번 목격하면 우연이겠지만, 우리는 사람들이 어떤 외인성外因性 물질도 쓰지 않았는데 건강을 되찾는 모습을 계속해서 보고 있어요. 그건 그냥 에너지예요. 그리고 이런 일이 계속해서 일어나면 이걸 납득시켜 줄 과학적 설명이 있어야만 합니다"라고 말했다.

이어서 그는 살아있는 유기체의 전자기장을 발견한 고故 해롤드 색스톤 버Harold Saxton Burr 예일대 교수의 작업에 대해 들려주었다. 버의 연구는 그러한 장場을 방출하는 것이 물질이 아니라고 결론짓는다. 물질을 조직하고 만들어내는 것은 그 장의 에너지적 특징이라는 것이 그의 결론이었다. 따라서 장을 바꾸면 물질도 바꿀 수 있는 것이다.

더욱 흥미로운 것은 의도와 에너지를 보내는 사람 또한 깊은 치유를 경험한다는 것이다. 그들은 자신의 에너지 역시 높은 진동의 일관된 상태로 변형시키고 있기 때문이다. 프란체스코 성인의 기도에 나오는 유명한 구절, "우리는 줌으로써 받고"가 바로 그 멋진 예일 것이다.

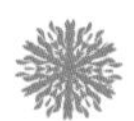

얽힘, 양자 물리학, 그리고 성경 같은 신성한 문헌들은 기도와 의도가 효과가 있는 이유에 대해 각기 저마다의 해석을 가지고 있다. 사람들은 에너지 보텍스, 치유자, 신비가, 또 성수聖水로부터

치유를 받기 위해 세계 곳곳의 성지를 방문한다. 루르드Lourdes 의 성수(루르드는 프랑스 피레네산맥 북쪽 기슭에 있는 성모 발현지로, 이곳에 있는 마사비엘 동굴 속의 샘물은 병 치료에 신통한 효험이 있다고 알려져 있다—옮긴이), 인도의 성지들, 그 외에도 사람들이 많이 찾는 다른 종교 성지들이 있다. 나는 치유를 일으키는 게 믿음의 힘인지(플라시보 효과인지), 아니면 정말로 신이 기적을 행하고 있는 것인지 우리가 알 방법은 없다고 생각한다. 내가 아는 것은 단지 당신이 가장 강한 신념을 갖고 있는 것이 무엇이든 바로 그것이 당신을 가장 훌륭한 치유로 이끌어주리라는 것이다.

의술을 믿든, 신을 믿든, 아니면 몸의 경이로운 치유 능력을 믿든 당신에게 가장 강하게 믿음이 가는 치료법을 찾으라. 어떤 이들에게는 항암 화학 치료와 방사선 치료를 선택하는 것이 될 수도 있다. 또 어떤 이들에게는 스트레스 심한 일을 그만두거나, 치유의 힘이 있는 성지를 방문하거나, 이 책에서 언급된 고급 과정 치유 워크숍에 참석하는 것이 될 수도 있다.

가슴을 따르고 직관의 소리를 듣자. 그러면 잘못된 방향으로 절대 갈 수 없다. “가슴에게 물어보세요. 그러면 책들이 발치에 떨어질 겁니다”라고 메리앤 윌리엄슨이 말하지 않는가.

“그대가 찾고 있는 것이 그대를 찾고 있다.”

—루미

7장의 요점

- 요가나 명상 같은 고대의 수련법들은 우리 몸의 균형을 되찾는 데 도움이 되는 비교적 저렴한 방법이다. 과학은 이런 방법들이 비단 영적인 수련일 뿐만 아니라 실질적이고 수량화 가능하며 생리적으로도 유익한 효과를 준다는 사실을 입증하고 있다.
- 명상에는 많은 종류가 있다. 규칙적으로 수련하면 명상은 신체적 · 영적인 변화를 이끌어내는 매우 강력한 도구가 된다.
- 시각화, 그리고 상상력의 활용은 우리의 타고난 치유 메커니즘을 활성화해 온갖 상처와 질병으로부터 회복하고 재활하는 데 도움을 주며, 통증을 감소하는 데도 도움이 된다.
- 의도에 고양된 감정을 결합하면 우리는 원하는 결과를 현실에 실현할 수 있다. 이러한 새로운 모델은 치유가 실제로 일어나게 하려면 먼저 온전함과 건강함을 느껴야 한다고 말한다.
- 감사는 강력한 창조의 힘이며, 두려움에서 벗어나게 도와주는 훌륭한 도구이다. 마치 치유가 이미 일어났다고 느끼고 감사하면 할수록, 우리 몸은 그 치유를 반영하기 위한 시냅스 연결들을 더 많이 만들어낼 것이다.
- 무엇이 되었든 아주 강력하게 갖는 믿음이 있다면 그 믿음

이 가장 훌륭한 치유로 이끌어줄 것이다.

- 우리는 모두 연결되어 있고 서로의 일부분이며, 바로 그래서 다른 이의 치유에 기여할 힘이 주어진다. 집단의 의도와 기도는 그 영향력을 더욱더 강하고 힘 있게 만들어준다.

결론

우리 몸은 계속해서 성장하고 재생되는 상태에 있다. 그렇다는 사실을 갓난아기에서 성인이 되기까지 우리가 자라고 성숙해지는 과정에서 분명하게 볼 수 있다. 또 우리의 머리카락과 손톱이 자랄 때나, 베이거나 멍든 피부가 아물고 나을 때도 이 점을 확인할 수 있다. 사실 우리 몸의 각 체계들이 저마다의 속도로 재생되고 있으므로 우리 몸 전체도 다시 태어나서 성장하는 과정을 계속해서 경험하고 있는 것이다.

골骨세포는 죽고 또 새로 자라고 있지만 뼈 전체가 새 것으로 교체되기까지는 약 10년이 걸린다. 위와 장의 내벽은 날마다 소화 과정으로 소모되기 때문에 닷새마다 새 것으로 교체된다. 그리고 2~4주마다 피부 세포 전체가 새 것으로 교체된다. 간은 300~500일마다 새로운 간세포로 전체가 교체되고, 적혈구는 약 120일마다 전부 새 것으로 교체된다.

이렇게 낡은 세포들이 모두 죽고 완전히 새롭고 건강한 세포로 교체되고 있다면, 왜 우리는 만성적으로 아프거나 병이 드는 것일까?

답은 바로 우리의 의식에 있다. 건강한 새 세포는 우리가 우리 몸과 삶에 대해 갖고 있는 마음 상태, 감정, 믿음에 반응한다. 브루스 립턴이 삶에 대한 우리의 인식, 그리고 우리가 세포들을 위해 만드는 내적 환경에 대해 했던 말을 잊지 말자. 만일 우리가 새로운 세포들에게 "나는 아파" "나는 암을 앓고 있어"라고 말한다면, 간단히 말해서 새 세포들은 그에 맞는 화학 물질을 채택하여 그 이야기를 계속 이어나간다. 우리는 그런 낡은 이름표를 뜯어버리고, 원치 않는 것에 대한 확언을 멈춰야 한다. 그렇게 하기가 말처럼 쉽지만은 않다. 두려움 속에 있을 때 우리의 마음은 최악의 시나리오를 더욱 단단히 굳히는 경향이 있으며, 따라서 현재 처한 환경에 자신을 동일시하기를 그만두기가 쉽지 않기 때문이다. 그러나 우리가 하는 말, 우리가 하는 생각을 포함해 모든 것이 에너지라는 사실을 이해할 때, 우리는 비로소 다른 가능성을 상상하고 새로운 이야기를 써 내려가기 시작할 수 있다.

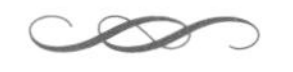

세포들에게 새로운 이야기를 들려주기

당신이 생각하는 것과 당신이 말하는 것이 바로 당신이 스스로를 위해 창조하는 것이다. 몸은 날마다 새로운 세포를 만들어낸다. 당신이 원치 않는 것을 몸에게 그만 말하고 당신이 원하는 것을 말하라. 그러고서 무슨 일이 일어나는지 보라. 누구도 당신에게 "넌 암에 걸렸어" "넌 다발성경화증이야"라고 꼬리표를 붙이지 못하게 하고, 원하는 현실을 매일 사실로 확언하면서 다녀라. 원하는 것이 아니라면 그 꼬리표를 떼어버리자. 당신의 몸이다.

아침에 일어나면 모든 새 세포들에게 인사를 건네자. "완벽하고 건강한 삶을 준 것에 감사해. 내 몸은 강하고 건강해. 나는 감사를 느껴. 나는 풍요로워."

—롭 워긴

우리 몸은 늘 활동중이라는 사실을 기억하자. 사실, 우주에는 오직 활동만이 있다. 박물관 정도를 제외하고는 가만히 정지해 있는 것은 아무것도 없다. 그리스 철학자 헤라클레이토스가 말했다. "누구도 똑같은 강에 발을 두 번 담글 수 없다." 그 사람도 새롭고 강도 새로우니 말이다. 당신은 똑같은 몸 속에 두 번 있을 수 없다. 당신이 먹고, 호흡하고, 소화시키고, 신진대사를 하고,

숨을 들이마시고, 숨을 내쉬고, 생각하고, 세상을 경험하는 매순간 당신의 몸은 활동중에 있다. 몸을 바꾸고 싶다면 기억을 넘어서는 정도까지 올라가야 한다. 그런 다음에 트라우마적인 기억을 뛰어넘을 수 있는 새롭고 즐거운 기억들을 집어넣을 수 있다. 그러고 나면 당신은 몸을 재창조할 기회를 얻는다. 영혼을 부활시킴으로써 몸을 재창조하는 것이다. 다른 방법은 없다.

—디팩 초프라

만일 몸 상태에 대한 우리의 믿음이, 그리고 우리가 마음속으로 거듭거듭 확언하는 부정적인 꼬리표가 매일 몸속에서 새로 태어나고 있는 세포들에게 영향을 미친다면, 이론적으로 보자면 우리는 자신의 병을 만성적 질병으로 지속시킬 수 있다. 그러나 아니타 무르자니처럼(2장 참조) 새로운 믿음 체계를 도입한다면, 그러한 새로운 믿음들이 자연스레 새 세포들에게 새로운 방식으로 영향을 미칠 것이고, 우리 몸은 새로운 이야기를 살아나가기 시작할 것이다.

부정적인 이야기와 고통, 현재의 한계들을 바꿀 수 있는 한 가지 방법은, 사랑과 감사를 더욱 자주 느끼고 더욱 즐거운 기억들을 만들어나가는 것이다. 그것들이 과거의 트라우마를 덮기 시작할 것이다. 이렇게 할 수 있는 좋은 방법은 목적을 재조정하고 가슴의 소리를 듣는 것, 그리고 그것을 따르는 것이다. 일하느라, 삶의 책임을 다하느라, 다른 이들의 기대에 부응하느라 밀쳐두었던 것들을 하라. 너무도 자주 사람들은 생사의 기로에 놓일 때가 되어서야 비로소 스트레스 가득하던 직업을 그만두고, 가족과 더 많은 시간을 보내기 시작한다. 또 그때서야 비로소 삶의 조그만 기적들에 감사하고, 가슴이 노래하는 일들을 하며, '마지막 날들'을 충만히 살기 시작한다. 그리고 바로 그렇게 할 때 그들은 자연스럽게 낫기 시작한다.

충격적인 병 진단을 받기까지 기다리지 말자. 병 진단을 받고 나서야 내면의 의식을 들여다보고 원래 그렇게 살아야 했던 삶을 살려고 하지 말자! 크든 작든 우리는 날마다 선택할 수 있으며, 이런 선택들을 통해 우리 마음과 가슴과 영을 우리 몸과 연결시키고 삶을 더욱 의미 있고 충만하게 만들어갈 수 있다. 지금 무서운 병의 진단을 받았다면, 혹은 뭔가 좋지 않은 증상을 보이고 있다면, 아니면 그저 장래에 일어날지도 모르는 심각한 건강 문제를 최선을 다해 예방하고 싶다면, 스스로 고수하고 있는 믿음이 무엇이고 스스로에게 들려주고 있는 이야기가 무엇인지 알아차려 보라. 시간을 가지고 자기 자신을 돌보면서, 몸이 당신에게 무슨 말을 하고 있는지 느껴보자. 마음을 잠잠히 하고 내면의 그 목소리, 바로 당신의 직관에 귀를 기울여보자.

잊지 말자, 세포들은 당신의 머릿속 생각을 듣고 있고, 당신이

입 밖으로 내뱉는 말들을 듣고 있다. 그러니 이제 다른 이야기를 들려줘 보자. 처음에는 우스운 짓처럼 느껴질 수도 있지만, 모든 변형의 과정이 그러하듯 연습과 전념이 필요하다. 마음은 부정적이고 두려움에 찬 생각의 굴레로 돌아가기 십상이다. 그러니 우리는 날마다 고삐를 바짝 죄고, 우리가 원하는 긍정의 방향으로 가도록 우리 마음을 가르쳐야 한다. 그럴 때에만 우리의 세포와 몸이 그대로 따라갈 수 있다.

이러한 변화는 얼마나 빨리 일어날까? 치유는 모두에게 각기 다르게 일어나지만, 데이비드 R. 해밀턴은 나에게 의식이 얼마나 빨리 그리고 강력하게 우리 몸에 영향을 미칠 수 있는지 보여주는 놀라운 이야기를 들려주었다. 그는 예전에는 다중 인격 장애multiple personality disorder라고 했고 지금은 해리성 정체 장애dissociative identity disorder(DID)라고 부르는 정신 질환에 대해 설명해 주었다. 해리성 정체 장애가 있는 사람이 완전히 다른 인격으로 들어갈 때 가끔 그 사람의 몸에서도 실질적인 변화가 바로 일어난다는 것이다. 잘 알려진 케이스로 해리성 정체 장애를 가진 한 여성이 있는데, 그녀는 자신의 어떤 인격은 오렌지 주스에 알레르기가 있다고 말했다. 그 여성이 정신과 의사 앞에서 오렌지 주스를 마시자 팔에 알레르기 반응인 두드러기가 나타났다. 바로 뒤에 똑같은 의사 앞에서 그녀의 인격이 오렌지 같은 감귤류에 알레르기가 없는 인격으로 바뀌자, 두드러기가 불과 몇 초 만에 사라졌다고 했다.

조 디스펜자는 성격은 삶에 대한 우리의 믿음에서 만들어지며, 이 성격이 우리의 개인적 현실을 형성한다고 이야기한다. 데이비드 R. 해밀턴의 설명처럼, 믿음의 힘은 몹시 강력해서 정말로 놀라운 것들을 가능하게 할 수 있다. 때로는 순식간에 말이다!

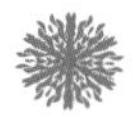

- 당신은 당신 세포들에 영향을 끼치는 어떤 꼬리표를 달고 다니는가? 세포들에게 들려줄 새로운 이야기는 무엇인가? 오늘부터 매일 아침 스스로에게 들려줄 새로운 확언 세 가지는 무엇인가? 예를 들어 이런 것은 어떤가? "나는 기쁨으로 넘쳐난다. 나는 정말 활력이 넘치고 활기를 느낀다. 나는 내 완벽한 건강에 감사한다."

이 책에서 나는 트라우마와 부정적인 감정, 잠재의식적 믿음이 어떻게 질병으로 이어질 수 있는지 살펴보았다. 그러한 질병은 치유되려면 더욱 전인적인 접근법이 필요하다. 그러나 애당초 아픈 채로 태어나거나 아주 어린 나이에 병에 걸린 아이들의 경우에는 의아해할 수도 있을 것이다. 물론 그들의 질병은 오랫동안 쌓여온 스트레스나 처리되지 못한 트라우마, 힘을 빼앗는 믿음들의 결과는 아니다. 왜 아무 죄도 없는 아이들이 병에 걸리는 걸까? 누군가가 병에 걸리는 이유를 우리의 지식으로는 알 수 없다. 업보일까? 운명일까? 이 세상으로 오기 전에 영혼 진화의 한 부분으로 그들이 스스로 선택한 것일까? 아니면 아기가 잉태되는 동안 부모들이 지니고 있던 스트레스와 독성, 부정적인 잠재의식적 믿음 때문에 생긴 것일까?

왜 아무 죄도 없는 아이들이 병에 걸릴까?

영적인 관점에서 말하자면, 큰일을 겪으리라는 것을 알고서 이 지구로 돌아오는 개인들이 많이 있다. 그들은 다른 이들의 자각을 도와서 그들이 개인적으로건 집단적으로건 더 높은 영혼의 진화를 달성하게 하려고 들어오는 것이다. 그러니 우리는 그것을 "음, 이 사람은 이런 병을 갖고 태어났네. 뭐가 문제인 걸까?" 하는 식으로 바라보아서는 안 된다. 이러한 사람들 중 상당수가 아주 특별한 재능을 갖고 태어난다. 또 다른 면에서 보면 이 시대에 태어나는 아기들은 그 어느 때보다도 많은 독성에 영향을 받은 채 태어난다.

—마이클 B. 벡위스

우리는 수많은 암들이 어디서 오는지 아주 잘 알고 있다. 이것은 전혀 신비가 아니다. 암에 걸리는 것은 음식 속에 들어 있는 화학 물질들 때문이기도 하고, 공기 속에 들어 있는 화학 물질들 때문이기도 하며, 땅에 들어 있는 화학 물질들 때문이기도 하다. 그렇다면 인간의 의식이 이것을 창조했는가? 물론이다. 그러나 꼭 암에 걸린 그 사람의 의식이 그것을 창조한 것은 아니다.

—메리앤 윌리엄슨

바로 이 지점에서 우리는 과학과 영성의 경계, '업보'나 '운명' '숙명' 같은 말들의 경계를 넘나들기 시작한다. 한 치의 의심도 없이 내가 알고 있는 것은, 그 아름다운 아기가 이 세상에 도착하는 순간부터 아기의 몸, 세포, DNA는 우리가 만들어놓은 환경과 조건에 반응하리라는 것이다. 우리가 할 일은 그러한 환경과 조건이 최대한 좋은 상태가 되게 하는 법을 배우는 것이다.

—그렉 브레이든

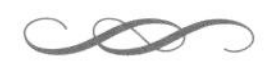

원인이 무엇이건 사랑과 확신, 알아차림이 아이의 치유를 돕는 데 핵심이다. 일곱 살이면 아이들은 이미 양육자의 잠재의식적 믿음과 행동을 다 흡수한다. 부모들은 아이가 뱃속에서 자라고 있을 때 자신들이 느끼는 감정을 잘 알아차리고 있어야 한다. 또한 심각한 병을 진단받은 아이 주변에서 우리가 표현하는 두려움과 우리가 하는 말을 잘 의식하고 있어야 한다. 마치 우리가 그런 병을 진단받은 것처럼 스스로 공부해야 하고 모든 수단과 원리를 적용해 보아야 한다. 그리고 아이들의 면역 체계는 물론 가능성에 대한 그들의 믿음을 강화하기 위해 우리가 할 수 있는 것은 전부 해야 한다. 아이들은 영의 세계에 우리보다 훨씬 더 가까이 있고, 그들의 상상력은 지극히 강력하다. 우리는 그들이 그러한 힘의 원천을 활용할 수 있게 도와야 한다.

어린이든 어른이든 가까운 누군가가 난치병 진단을 받았거나 만성 질환을 앓고 있다면 어떻게 해야 할까? 나는 그럴 경우 안내와 지원이 필요한 그들을 어떻게 더 도울 수 있는지 전문가들에게 물어보았다.

사회적 지지의 치유 효과

사회적 지지를 늘리는 것은 내가 예상했던 '근본적 치유의 아홉 가지 주요 요소' 중 하나였다. 나는 사람들이 가족과 친구들로부터 전폭적인 사랑을 느꼈다고 말할 것이라고는 예상할 수 있었다. 내가 예상하지 못했던 부분은 그것이 그들의 몸이 낫는 데 도움이 되었다고 힘주어 말한 대목이었다. 가족과 친구들의 사랑을 느끼는 것은 좋은 일이지만, 과학적 관점에서 볼 때 나는 그것이 정말로 몸이 낫는 데 도움이 되는지 확신할 수 없었다. 그러나 그들은 확신에 차서 말했다. 자기 몸이 암을 이겨내는 데 그들의 지지가 도움이 되었다고 말이다.

나는 다른 연구자들이 한 무작위 대조 시험 연구도 찾아보았는데, 강력한 사회적 지지망이 있음을 스스로 느끼는 사람들이 더 오래 살았음이 너무도 명백하게 드러나 있었다. 그들은 그저 사랑받고 있다고 믿기만 하면 되었다.

사람들이 당신을 도와주러 오고 있다고, 당신이 이 과정을 잘 이겨낼 수 있도록 도우러 오고 있다고 알고 있고, 그들의 전폭적인 사랑을 느끼고 있다면, 그것은 당신 몸이 치유되는 데 실제로 도움이 된다. 사람들이 당신에게 사랑을 보내고 있다고 믿는 바로 그 순간부터 옥시토신 반응이 나타나고, 옥시토신 분비는 백혈구 증가로 이어지며, 이에 면역 반응이 급격히 활발해진다. 음식을 가져다주거나, 심부름을 해주거나, "너를 생각하고 있어"라는 이메일을 보내거나 하는 식으로 당신은 당신이 사랑하는 사람이 치유되도록 실제로 돕고 있는 것이다.

내가 한 연구의 상당 부분이 우리가 우리 삶과 건강에 생각보다 훨씬 더 큰 힘을 발휘할 수 있음을 입증해 준다. 우리는 무력하지 않다. 아주 작은 행동도 우리가 사랑하는 사람이 더 강력한 면역 체계를 세우도록 실제로 도움을 줄 것이다. 그것이 바로 그들이 낫기 위해 필요한 것이다.

—켈리 터너

우리는 지지 그룹에 참여한 사람들이 치명적인 병 진단을 받고 나서도 평균 두 배는 더 오래 산다는 사실을 이제 알고 있다. 우리는 기도를 받은 사람들이 중환자실에서 더 빨리 나온다는 사실도 알고 있다. 우리 모두 늘 잃지 말아야 할 것은 공감과 연민을 느끼는 능력이다.

우리가 처음으로 해야 하는 말은 "미안합니다"이다. 그 병을 막 진단받은 사람에게 설교는 필요하지 않다. 내 안의 신성한 마음, 그 자연 지성은 "내가 뭘 해야 하지? 뭐라고 말해야 하지?"라고 묻지 않는다는 점에서 흥미롭다. 그것은 먼저 사랑과 연민이 그 사람의 삶에 현존하기를 바란다. 당신이 해야 할 말이 있다면 안에서부터 우러나 저절로 하게 될 것이다. 권하고 싶은 책이 있을 수도 있고, 초대하고 싶은 명상 교실이 있을 수도 있다. 또 들려주고 싶은 이야기가 있을 수도 있다.

이제 막 어떤 병을 진단받은 사람이 있다면, 그가 우는 동안 그저 옆에 가만히 앉아 있어주는 것이 도움이 될 때도 있다. 혹은 그들과 같이 울어줄 수도 있다. 그 사람의 상태에 동참하는 것, 바로 당신이 그 사람과 하나가 되는 것이다. 말이란 상징일 뿐이다. 당신은 누군가의 손을 잡아줄 수도 있다. 그것이 어쩌면 "당신이 항암 치료를 받는 동안 함께할게요" 같은 말이 될 수도 있다.

—메리앤 윌리엄슨

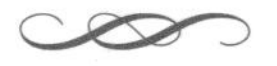

오랫동안 성당에 다닌 독실한 부모님 밑에서 천주교 신자로 자라면서, 나는 어린 시절 예수님이 나병 환자를 고치고 이런저런 기적을 행했다는 성경 속 이야기들에 강하게 끌렸었다. 이제 나는 자연 치유라는 개념이 모든 종교적 믿음에 다 적용된다는 것을 안다. 치유는 어떤 한 종교나 의학에만 국한되는 것이 아니라 우주적인 경험이며, 형이상학과 과학, 영성이 서로 연결되어 있음은 부정할 수 없다.

망상 너머를 보기

기적은 확신에서 나온다. 나환자를 보았을 때 예수는 망상의 장막을 꿰뚫고, 다시 말해 단순한 육체의 눈을 넘어서 그를 보았다. 예수는 그 사람을 이른바 성령의 눈으로 보았고, 따라서 그 몸을 넘겨보았다. 이것이 바로 용서의 참모습이다. 여기서 핵심은 영은 실재이며 물질은 실재가 아니라는 것이다.

붓다는 모든 게 망상illusion이라고 했다. 《기적 수업*A Course in Miracles*》에서도 모든 게 망상이라고 말한다. 아인슈타인은 이 물리적인 3차원 현실 전체는 그저 최종 현실인 척하는 것에 불과하다고 말했다. 그래서 당신의 신체는 나병을 앓을 수 있지만, 당신의 영spirit은 나병을 앓을 수 없다. 당신의 영은 완벽하다. 당신의 영은 영원하다. 아플 수도 없고 죽을 수도 없다.

예수는 자신의 인식을 나병의 차원에 국한하지 않았다. 그는 그 너머를 보았으며, 따라서 사실은 나병이란 걸 믿지 않았다. 예수의 확신이 너무나 강했기에 그 앞에 있던 나환자 또한 나병의 존재를 믿지 않을 수 있었다. 더 이상 나병을 믿지 않게 되자 나환자도 스스로 그 망상 너머를 보는 순간이 왔고, 바로 그때 그는 나았다. 붓다나 다른 존재들처럼 예수도 마음에서 그러한 망상이 치유된 사람이다.

그러므로 기적을 행하는 사람이란 대안을 가지고 있는 사람이다. 어떤 상황에서든 우리가 할 일은 우리 인식의 그러한 교정을 받아들이는 것이다. 우리는 대부분 예수 같은 존재들의 수준에 있지는 않지만, 《기적 수업》은 당신이 에고가 할 수 있는 생각의 가장 높은 차원에까지 가면 그 다음부터는 신이 당신을 들어 올려줄 것이라고 말한다.

—메리앤 윌리엄슨

어떻게 하면 이 형이상학적인 가르침을 더욱 현실적이고 실질적인 것으로 만들 수 있을까? 우리가 예수나 붓다 같은 영적 마스터들처럼 놀라운 재능을 보여주지 못할지는 모르지만, 사실 우리는 모두 자신의 생애에서 중요한 공헌을 할 수 있는 독특한 재

능과 능력을 가지고 있다. 이 지구에서 우리 각자의 목적은 아주 중요한 것이어서 우리의 건강에도 영향을 줄 수 있다. 자신의 목적과 열정을 부정할 때 우리는 우리 안의 그 자연 지성에 저항하는 것이며, 이제껏 배웠듯이 저항은 에너지의 흐름을 막아서 정체와 질병disease을 유발한다.

열정과 목적을 재정비하기

근본적 치유 생존자들은 자신의 삶을 완전히 바꾼다. 그리고 그러한 변환은 그들이 이 몸을 입고 지구에 계속 살아있고 싶어 하는 이유를 알아낼 때 일어난다. 살아야 할 이유에 재연결되는 것은 중요한 일이다. 대부분 사람들에게는 가족과 함께하는 것, 아이를 갖는 것, 혹은 아이들이 자라는 걸 보는 게 바람이다.

하지만 나는 아이가 없는 이들도 많이 인터뷰했는데 그들 중에는 이렇게 말하는 사람들도 있었다. "있죠, 난 사실 죽음이 두렵지 않아요. 갈 때가 되면 저세상으로 건너갈 거예요. 하지만 여기 있는 동안은 정말로 이 소설을 완결 짓고 싶어요. 내가 이 물리적 지구에 남기고 갈 것이 하나 있다면 그건 바로 그 소설이겠죠." 누군가는 '이 소설' 대신 '이 그림'이라고 할 수도 있을 것이고, 누군가는 "떠나기 전에 킬리만자로 산을 꼭 한 번 등반하고 싶어요"라고 말할 수도 있을 것이다. 그들이 이러한 이유들에 재연결될 때, 그것은 그들에게 생명력 혹은 '기氣'를 불어넣어 준다.

중국 상하이에서 중국 전통 한의학을 공부한 한의사를 인터뷰한 적이 있는데, 그는 암을 기의 고갈이라고 표현했다. 몸을 건강하게 해주고 체내 시스템이 제대로 작동하게 해주는 기가 이 체내 시스템을 떠났다가 충분히 돌아오지 않고 있는 상태라는 것이다. 그는 맥을 짚어보고 혀를 관찰하는 등 암 환자들을 진료해 보면 그들의 생명력이 매우 부족한 것을 볼 수 있다고 했다. 기가 빠져나갔다가 돌아오지 않고 있는 것이다.

삶의 목적에 재연결됨으로써 당신은 실제로 기를 몸속으로 불러들이며, 당신을 기로 가득 채워 해독 시스템을 비롯해 체내의 모든 시스템을 작동시키게 되는 것이다.

—켈리 터너

우리는 모두 이 길을 걸어갈 운명을 타고났고, 길은 언제나 갈림길을 맞게 되어 있다. 그 갈림길에 서 있을 때 내게는 두 가지 선택지가 있다. 안전한 길을 택하면 바로 그때 증상이 시작된다. 왜냐하면 그것은 내 영에 상처를 입히는 일이기 때문이다. 내 영이 나를 최대한으로 사용하지 않는 길을 따라 걸어갈 때마다 어김없이, 나는 내가 여기에 있는 이유를 보여주는 우주의 춤과 발을 맞추지 못하게 된다.

하지만 내 다르마dharma의 길, 나를 최대한으로 활용하는 길을 선택할 때 나는 생명력이 흘러넘치며 가장 행복한 사람이 된다. 그런 일이 도저히 가능해 보이지 않을 때에도 말이다.

—제프리 톰슨

삶에 집중하라. 기쁨을 가져다주는 것에 집중하라. 사랑에 집중하고, 사랑하는 사람들에게 집중하라. 그리고 기분 좋게 만들어 주는 것을 하면서 매일을 보내라. '회복remission'이라는 말이 사실은 '내 임무mission를 기억해 내다'라는 뜻임을 생각해 보자. 이제는 본인의 임무를 기억해 낼 때다.

—아니타 무르자니

"치유할 수 없는 병이란 없다.
치유할 수 없는 사람들이 있을 뿐이다."
—버니 시걸

나는 버니 시걸의 이 말을 참 좋아한다. 이 말은 누군가 병이 낫지 않고 있을 때 그 사람이 뭘 잘못했다는 뜻이 아니다. 탓하려는 말이 아니다.

치유는 여러 차원에서, 여러 시간대에서 일어나며, 심지어 신체적인 의미에서 완전히 낫지 않았다 할지라도, 삶의 목적에, 사랑하는 사람들에, 또는 기쁨에 재연결될 수 있어서 비할 데 없는 기쁨과 감사, 자유를 얻었다고 말하는 사람들도 상당히 많다.

궁극적으로 내가 발견한 것은 치유는 영적인 것이라는 사실이다. 치유란 우리 자신을, 에고를, 또 부족함과 분리라는 착각을 넘어서서 영의 온전함과 사랑으로, 즉 우리의 참모습으로 돌아오는 여정이기 때문이다.

많은 영적 전통들에 따르면, 열쇠는 궁극적으로 죽음에 대한 두려움을 넘어서는 데 있다. 어떻게 하면 두려움을 넘어서 사랑을 받아들일 수 있을까? 우주가, 삶이, 신이(근원Source을 뭐라고 부르든 간에) 언제나 우리를 위해 있으며 절대로 우리를 가로막지 않는다는 것을 믿고 사랑으로 돌아오는 것이다. 우리가 이 길에서 경험하는 시련은 어느 것이건 우리 영혼의 진화를 위해 있다. 그리고 아니타 무르자니가 이야기했듯이, 우리는 이 몸을 떠나고 나면 조건 없는, 형언할 수 없는 사랑으로 돌아가니 죽음을 두려워할 것이 전혀 없다.

우리의 생각과 믿음, 감정은 우리가 실감하는 것보다 신체 건강에 더 큰 영향을 미치며, 우리는 우리의 건강과 삶에 그동안 믿어온 것보다 더 큰 통제력을 가지고 있다. 나는 이 책이 당신에게 인체의 초자연적 본성과, 우리 모두 안에 있는 놀라운 치유 능력을 새로이 이해할 수 있도록 영감을 주었기를 바란다. 당신이 내면에서 몸과 마음과 영을 이어주는 전적인 변화를 느끼기를 희망한다. 당신 자신의 영적 여정에서 더욱 건강하고 더욱 충만한 삶을 향해 한 발 더 가까이 나아가도록 힘을 얻기 바란다.

당신은 무한한 가능성들의 장 안에서 당신을 기다리고 있는 그 기적들을 누릴 자격이 충분하다.

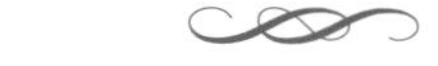

전문가들이 주는 마지막 한마디

치유는 사실 이미 우리 안에 있는 본질의 온전함이 드러나는 것에 다름 아니다. 우리에게 뭘 더하는 게 아니다. 치유를 막고 있는 것들을 근본적으로 놓아버리는 것이다. 그러면 마치 고향에 돌아온 것 같은 느낌이 든다. 실제로 본질의 온전함이라는 고향으로 돌아오는 것이기도 하다. 마음이 두려움과 걱정으로 점철되기 이전에 당신이 누렸을 그 온전함으로 말이다. 치유는 진정 그러한 온전함이 드러나는 것일 뿐이다.

—마이클 B. 벡위스

나는 우리가 "신이시여, 제 암을 고쳐주소서" 혹은 "신이시여, 제 당뇨병을 고쳐주소서"라고 말해선 안 된다고 생각한다. 우리는 이렇게 말해야 한다. "신이시여, 제 삶을 고쳐주소서. 신이시여, 제 가슴을 고쳐주소서."

나는 중병에, 나아가서는 생명을 위협하는 병에 걸린 많은 사람들을 안다. 그들은, 심지어 몸이 낫지 않은 경우에도 자신의 다른 부분이 치유되었음을 느낀다. 그리고 전에는 한 번도 느껴보지 못한 사랑과 기쁨, 행복을 찾은 이들도 있다.

—메리앤 윌리엄슨

우리가 현재 알고 있는 모든 것들, 그리고 우리 조상들이 5천 년간 쌓아올린 지혜를 생각해 볼 때, 그것들이 가장 근본적으로 우리 존재에 대해 말해주는 것은 단지 이것뿐이다. 스스로에 대해 잘 알고 있을수록, 삶이 우리 앞에 무엇을 가져다주든 받아들일 준비가 더 잘되어 있다는 것.

—그렉 브레이든

갓 태어난 아기를 보고 직감적으로 그 아기의 소중함을 느끼지 못하는 인간은 지구상에 존재하지 않는다.…… 그러나 언젠가부터 당신은 자신이 더 이상 그런 소중한 존재가 아니라고 결론을 내린다. 바로 그때 자기 학대가 시작된다. 사람들이 얼마나 소중한 존재인지 깨닫게 해줄 수만 있다면, 그리고 그들이 생명의 표현임을 깨닫게 해줄 수만 있다면…… 저 어디 바깥에 또 다른 '당신'은 없다. 80억 명 중 하나뿐이니 아주 특별한 것이다. 대부분의 사람들은 그 정도의 사랑과 관심을 스스로에게 주지 않는다고 나는 확신한다. 그러나 그러한 사랑과 관심이야말로 우리를 치유로 이끄는 선구자라 할 것이다.

—피터 크론

내가 치유에 대해서 전해주고 싶은 한 가지 핵심 메시지는 몸-마음 연결에 대해 스스로 공부하라는 것이다. 마음은 우리 몸에 하루 24시간, 1년 365일 내내 매우 강력한 영향을 끼치기 때문이다. 그것이 어떻게 일어나는지, 어떻게 작동하는지 공부할 때 우리는 마음을 어느 방향으로 향하게 할지 선택함으로써 실제로 몸-마음 연결을 자유자재로 다룰 수 있다.

—데이비드 R. 해밀턴

내가 이 연구를 하는 것은 역경을 극복하고 4기 암에서 회복된 사람들을 매일 만나기 때문이다. 그들이 그렇게 할 수 있다면, 그리고 그렇게 하고 있는 새로운 사람들을 내가 매일 만나고 있다면, 어느 시점에 이르면 우리 모두 그렇게 할 수 있다. 그게 희망적이다. 어떻게 그렇게 하는지는 정확히 모를 수 있다. 무엇을 해야 그들이 했던 것을 해낼 수 있는지는 정확히 모를 수 있다.

그러나 그런 사람들이 존재한다는 단순한 사실, 그리고 그런 이들이 더욱더 많아지고 있다는 단순한 사실에서 나는 치유가 언제든 실제로 일어날 수 있음을 깨닫는다. '죽음의 문' 앞에 있을 때라 하더라도 당신은 여전히 전세를 역전할 수 있다. 그게 내게는 영감이 된다.

—켈리 터너

당신의 치유에서 주인공은 당신이다. 따라서 당신이 가진 것에 대해 의사가 아는 것보다 더 많이 알아야 한다. 구글을 검색해 보고, 국립의학도서관National Library of Medicine을 찾아보라. 펍메드PubMed(미국의 의학 관련 무료 검색 엔진—옮긴이)를 방문해 검색해 보고, 거기 있는 모든 자료를 섭렵하라. 유용한 것도 있고 그렇지 않은 것도 있지만, 무엇이 당신에게 도움이 되는지 직관적으로 알 것이다. 그런 다음 심신상관 의학, 영적 치유, 약초들의 세계, 식습관과 음식, 약과 환경 등 삶의 경험을 만들어내는 모든 것을 전부 탐구해 보라. 그리고 궁극적으로 죽음의 두려움을 넘어서라. 죽음은 당신에게 일어나는 일이 아니라 어떤 경험에게 일어나는 일이니 말이다.

—디팩 초프라

당신의 몸은 당신을 사랑한다. 아무 조건 없이 사랑하며, 당신을 실망시키지 않는다. 인내심을 갖고, 연민을 가지라. 하루씩 하루씩 조급해하지 말고 해나가 보자. 당신은 해낼 수 있다. 병을 얼마나 오래 앓았는지는 중요하지 않다. 나을 수 있다. 언제나 그 점을 기억하라.

—앤서니 윌리엄

한 사람 한 사람이 모두 단지 증상을 완화시키는 정도가 아니라 자기 경험을 뒤바꿀 정도의 잠재성을 갖고 있다고 나는 굳게 믿는다. 두통을 없애거나, 기력을 조금 더 얻거나, 밤에 잠을 조금 더 잘 자는 문제가 아니다. 당신의 경험을 진정 자기 주도적인 경험, 목적이 있는 경험, 이미 존재하는 이 망에 연결되는 경험으로 변환하는 걸 말한다.

그저 그럴 수 있음을 알고 그렇게 되고 있음을 계속 느끼기만 하면 된다. 그게 바로 진정한 치유의 아름다움이자 희망이다. 안타깝게도 기존의 의학 모델은 이런 점은 고려조차 하지 않는다. 그러나 이것이 더욱더 많은 이들에게 점점 더 설득력 있게 다가갈 것이고, 그렇게 기존과는 다른 의학으로 자리 잡을 것이라고 본다.

—켈리 브로건

우리의 삶과 건강을 이해함에 있어 가장 중요한 측면은, 그동안의 믿음과는 달리 우리가 유전자의 희생양이 아니라는 점이다. 유전자의 희생양일 때 몸은 당신이 무력하다고 말하고, 그것은 무책임함으로 이어진다. "음, 내가 그걸 통제할 수 없다면 굳이 뭔가를 왜 해봐야 해?" 우리는 우리가 절대적인 통제력을 갖고 있다는 것을 알고 있어야 한다. 우리는 우리 몸에서 원하는 무엇이든 바꿀 수 있다. 내 친구 아니타 무르자니처럼 우리는 불치의 암을 진단받을 수도 있다. 아니타는 몸을 빠져나가는 경험을 하고, 자신에게 주입된 문화가 자기의 삶과 충돌했으며 그 충돌이 병을 가져왔다는 것을 깨달았다. 이러한 갈등을 해결함으로써 아니타는 주치의도 절대 회복할 수 없을 거라 했던 상태에서 회복했다. 믿음을 바꾸면 당신도 죽음에서 방향을 돌려 돌아올 수 있다.

—브루스 립턴

삶은 완벽하지 않다. 삶은 연습이다. 만약 건강해지는 연습을 한다면 어떨까? 건강한 사람들은 건강한 습관을 갖고 있다. 책을 읽은 것에 그치지 말고 그걸 실행에 옮겨보라. 넘어지고, 다시 일어서라. 과감히 받아들여 보고, 더욱 깊이 들어가 보고, 한번 시도해 보라. 대담해지라. 다른 이들에게 다가가 그들의 이야기를 들려달라고 하라. 절대로 포기하지 마라.

—대런 와이스먼

치유에 관한 마지막 한마디? 무엇이든 가능하다는 것. 희망이 당신의 가장 큰 동지이다. 자신을 사랑할 때, 자신을 진실로 사랑할 때, 우리는 자신이 꽤 멋진 존재라는 걸 깨닫게 된다. 과거를 치유하고 당신을 가로막고 있던 것들을 전부 치워버릴 때 치유가 정말로 일어난다는 걸 알게 될 것이다. 그것은 정말로 멋진 느낌이다. 마치 깃털보다 가벼워진 느낌일 것이다.

—조앤 보리센코

바쁜 삶이지만 시간을 내서 스스로에게 투자할 때, 다시 말해 더 이상 하기 싫은 생각들이 무엇이고, 바꾸고 싶은 행동들이 무엇이며, 바꾸고 싶은 감정들이 무엇인지를 생각해 보기 시작할 때, 그리고 날마다 신성神性의 흐름이 들어오지 못하도록 막고 있던 장애물과 가면, 벽을 걷어내려는 노력을 할 때, 그 신성한 지성이 우리를 관통해 흐르기 시작한다. 바로 지금 사람들은 답을 찾고 있다. 그리고 드러내지는 않지만 스스로를 믿고 있다. 나는 자기 자신에 대한 믿음, 그리고 무한한 가능성에 대한 믿음이 삶을 정말로 흥미진진하게 만들어준다고 생각한다.

그래서 우리의 의지가 우리 안의 신성한 지성의 의지와 합치될 때, 우리의 마음이 신성한 지성의 마음과 합치될 때, 삶에 대한 우리의 사랑이 삶에 대한 그 신성한 지성의 사랑과 합치될 때, 언제나 응답이 이루어진다고 나는 생각한다.

—조 디스펜자

감사의 말

먼저, 〈치유〉 다큐멘터리를 만들고 또 책으로 쓰는 과정 내내 나를 응원해 준 사랑하는 남편에게 고마움을 전한다. 그의 흔들림 없는 믿음 덕분에 나는 내 가슴을 따라갈 용기, 나의 이 열정과 비전을 실현할 용기를 얻었다. 그의 응원과 신뢰가 나에게 위험을 감수하고 내 꿈을 따라갈 배짱을 주었다. 말로는 남편에 대한 고마움을 다 표현하지 못한다.

이 책은 다큐멘터리를 그대로 옮겨놓은 것이기 때문에, 먼저 이 다큐멘터리가 가능하게 만들어준 훌륭하고 헌신적인 제작진 모두에게 감사를 전해야겠다. 공동 프로듀서 애덤 쇼머Adam

Schomer에게 깊은 감사를 전한다. 과정 내내 내 비전을 믿어주고, 이게 내 첫 번째 작품임에도 늘 내 직관을 지지해 주었다. 사람들을 돕고자 하는 그의 열정과 지치지 않는 근면함, 어려운 시기에도 잃지 않은 유머 감각, 영화 제작 경험들 덕분에 이 모든 것이 가능했다. 초기 단계에 크리에이티브 프로듀서로서 늘 지지해 주고 도움을 준 리첼 모리시Richell Morrissey에게도 감사한다. 영상을 정말로 멋지게 촬영해 준 촬영 감독 크리스토퍼 갈로Christopher Gallo와 애너 아모르테귀Ana Amortegui에게도 감사를 전한다. 갈로는 나에게 직관을 믿는 법을 가르쳐주고 내 힘을 찾도록 도와주었으며 전혀 새로운 렌즈로 세상을 보게 해주었다. 애너와 함께 일하는 것은 그 자체로 굉장한 기쁨이자 빛이었다. 강력한 스토리텔링 능력과 마지막까지 훌륭한 태도를 보여준 뛰어난 편집자 티나 마스카라Tina Mascara에게도 깊은 고마움을 전한다. 마이클 몰루라Michael Mollura에게도 깊은 감사를 전한다. 불가능에 가까운 시간과 예산에도 불구하고 다큐멘터리에 가장 아름다운 음악을 만들어주었다. 〈치유〉를 널리 알리는 데 열과 성을 다해준 천재적인 소셜미디어 팀 마크 드니콜라Mark DeNicola와 진저 풀먼Ginger Pullman에게도 깊은 감사를 전한다. 그리고 가슴과 영혼을 담아 성실하게 일해주었던 모든 제작진에게 진심 어린 고마움을 전한다. 멋지게 응원해 주고 필요한 사람들을 적재적소에 연결해 준 살리마 러핀Salima Ruffin에게도 감사한다. 다큐멘터리 제작 과정 내내 빈틈없이 회계 업무를 담당해 준 코니 루발카바Connie Ruvalcaba와 앤디 맥브라이드Andy McBride, 커피를 비롯해 온갖 잡무를 도맡으며 촬영 내내 나와 제작진을 보조해 준 제시카 던컨Jessica Duncan, 그리고 법적인 업무를 성실하게 처리해 준 매튜 드니콜라Matthew DeNicola와 스콧 버로우Scott Burroughs에게도 감사를 전한다. 마지막으로, 처음부터 이 프로젝트를 믿어주고 이 메시지가 전 세계에 알려져야 한다는 데 뜻을 같이해 준 짐 마틴Jim Martin과 우리 오차드Orchard 팀에게 깊은 감사를 전한다.

다큐멘터리도 책도 여기 등장하는 존경스런 전문가들의 참여가 없었다면 불가능했을 것이다. 긴 세월 나를 개인적으로 가르쳐준 분들 모두, 또한 때로 지루하기도 했을 촬영 과정에도 인자함과 친절함을 보여준 그들 모두에게 영원히 감사할 것이다. 마이클 B. 벡위스, 그렉 브레이든, 켈리 터너, 조앤 보리센코, 디팩 초프라, 피터 크론, 조 디스펜자, 데이비드 R. 해밀턴, 브루스 립턴, 아니타 무르자니, 패티 펜, 다이앤 포치아, 버니 시걸, 제프리 톰슨, 켈리 터너, 대런 와이스먼, 롭 워긴, 앤서니 윌리엄, 메리앤 윌리엄슨. 성심성의껏 메시지를 나눠주고 또 세상을 더욱 깨어난 곳, 사랑 가득한 곳으로 만들어준 데 대해 이들 모두에게 깊은 감사를 드린다.

이들의 계속적인 지지가 내 영혼을 따뜻하게 해주었고, 이들한 사람 한 사람과 함께 일하고 또 배울 수 있었던 것을 무한한 영광으로 생각한다. 또한 이 과정을 힘들지 않은 즐거운 경험으로 만들어준 훌륭한 비서들과 디렉터 분들, 전문가 팀에게도 큰 감사를 전한다.

에바 리와 엘리자베스 크레이그, 놀라운 개인적 치유 여정을 나에게, 또 이 책의 독자들에게 나눠준 그들의 용기와 관대함을 내가 얼마나 깊이 존경하고 사랑하는지는 말로 표현할 수 없다. 두 분 모두 활력과 완벽한 건강을 갖게 되기를 기도한다. 그럴 자격이 충분하다. 〈치유〉에서 내가 가장 아끼는 부분이 두 분의 이야기다.

집필 과정 내내 정말로 인내심 있게 지지해 주고 이끌어준 출판팀에게도 깊은 감사를 전한다. 놀라운 파트너인 리처드Richard와 마이클 콘Michele Cohn, 이토록 선하고 정직하며 뛰어난 사람들과 함께 일할 수 있어서 정말로 즐거웠다. 두 분 이하 출판팀 관계자 여러분, 에밀리 아이놀랜더Emily Einolander, 린지 이스터브룩스브라운Lindsay Easterbrooks-Brown, 린다 메이어Linda Meyer, 에말리사 스패로 우드Emmalisa Sparrow Wood, 데본 스미스Devon Smith, 코린 칼라스키Corinne Kalasky, 타라 레먼Tara Lehmann, 신디 니클Cindy Nickles의 노고에 감사드린다. 마지막으로 통찰력과 숙련된 경험으로 사려 깊게, 시적으로 편집해 준 프리랜서 편집자 에밀리 한Emily Han에게도 깊은 감사를 전한다. 린다 시베첸Linda

Sivertsen의 천재적인 도움과 지지에도 감사드린다.

집필 과정 내내 내 손을 부드럽게, 그러나 열정적으로 잡아준 어슬라 케리Ursula Cary에게 특별한 감사를 전한다.(우리 둘 모두 주차는 다르지만 임신중이었다, 역시!) 그녀는 둘째를 낳으러 가기 직전까지 내가 이 책을 끝낼 수 있도록 도와주었다. 진정한 슈퍼우먼! 우리 둘을 연결해 준 로리 브레그먼Lori Bregman에게도 감사를 전한다! 조 디스펜자에게도 깊디깊은 고마움을 전한다. 말도 안 되게 바쁜 강연 및 워크숍 스케줄 속에서도 어떻게든 시간을 내서 너무도 사려 깊고 강렬한 서문을 써주었다.

마지막으로, 언제나 그 자리에서 나를 응원해 주고, 삶의 작은 승리들을 축하해 주며, 어려울 때 곁에서 함께해 준 친구들과 가족에게 감사하고 싶다. 우리 아름다운 엄마 샌디Sandy, 너무 재미있는 아빠 마티Marty, 천재 오빠 라이언Ryan, 모두들 세상 그 무엇보다도 사랑한다. 조건 없는 사랑과 응원으로 내게 끝없는 힘의 원천이 되어줘서 고맙다. 여러분을 내 토대, 내 가장 훌륭한 응원단으로 둘 수 있어서 얼마나 큰 축복인지 말로 다 표현할 수 없다.

언제나 나를 끌어올려 주면서도 진실하고 겸손하게 만들어 주는 내 친구 캐롤린Carolyn, 삶을 위한 오트팬 이메일 같은 친구다! 날마다 가슴과 머리로, 그리고 흔들림 없는 지지로 내게 영감을 주는 왈가닥 패밀리들(말 안 해도 누군지 알겠지)의 진정한 우정에도 고마움을 전한다. 새언니 에이미Amy, 천사 같은 조카 디클랜Declan, 내 삶에 빛이 되어주어서 고맙다. 그리고 멋진 아들을 길러주시고 늘 우리 모두에게 눈부신 역할 모델이 되어주시는 시어머니 타타 마리 고어스Tata Marie Gores에게도 감사한다.

이 책에서 영감과 지식을 얻어 치유 여정을 가고 있는 모든 분들에게도 감사를 전한다. 힘이 되는 전문가들의 지혜와 이 책에 실린 감동적인 실화들을 잘 정리하도록 나를 신뢰해 주어서 감사하다. 여러분의 여정에 신의 축복이 있기를 빈다.

치유 여정을 위한 매일 리마인더

이제 여러분은 '스위치를 켜고' 내면의 강력한 치유자를 발견했으니, 여러분의 여정에서 힘이 되어줄 열 가지 매일 리마인더를 소개한다. 하나를 골라서 매일 그것만 집중적으로 실행할 수도 있고, 열 가지를 전부 다 읽을 수도 있다. 각각의 항목은 알아차림을 깊게 하고 잠재성을 최대로 활성화하는 데 도움이 되도록 만들어진 것이다. 이 페이지를 복사해서 잘 보이는 곳에 붙여놓아도 좋고, 일기장에 적어놓고 영감의 불을 밝히거나 더 깊이 탐구해 들어가도 좋다.

1. 자신의 생각, 믿음, 감정을 알아차려라. 그것들은 당신의 신체 건강에 매우 강력한 영향을 미친다.
2. 현재 자신의 모습을 받아들여라. 받아들일 때에만 앞으로 나아갈 수 있고, 힘을 주는 새로운 선택을 할 수 있다.
3. 받은 진단은 믿지만, 예후는 스스로 만들어라. 무한한 가능성의 장에서 원하는 결과를 선택하고, 그 잠재성에 집중하고, 그렇게 되리라는 것을 믿어라.
4. 두 번째, 세 번째까지 의사의 소견을 구하라. 가능성에 대한 믿음과 희망을 북돋아줄 수 있고 긍정적으로 지지해 주는 친구와 의료진을 주변에 두어라.
5. 사랑의 화학 물질을 활용할 수 있는 방법을 찾아라. 거기에 무엇보다도 큰 치유력이 있다.
6. 가능한 한 자주 가공되지 않은 건강한 음식을 먹어라. 그리고 시간을 내서 자연의 강력한 치유력을 즐겨라.
7. 명상을 배워라. 하루에 단 5분, 조용히 앉아 자신의 호흡에 집중하는 것이라도 좋다. 명상은 다양한 종류가 있을 수 있지만, 간단히 말하면 마음을 잠잠하게 하고 직관과 영감이 떠오를 수 있는 공간을 마련해 주는 것이다.
8. 감사와 용서는 통증과 두려움을 놓아버리고 초월하게 해주는 강력한 도구이다. 삶에서 아무리 작은 것이라도 기쁨을 주는 것에 감사를 표하는 연습을 하라. 용서를 연습하고, 그렇

게 풀려난 에너지를 치유에 써라.

9. 시각화와 고양된 감정을 결합해 삶에서 원하는 결과를 만들어내라. 다시 말해 매일 몇 분씩 시간을 내서 자신이 이미 나았다고 상상하면서, 이미 치유되어 좋아하는 것들을 다시 할 수 있게 된 것에 기쁨과 감사를 느껴라. 그 느낌이 바로 치유를 만들어낸다.
10. 자신에게 친절하라. 서두르지 말고 하루씩 하루씩 해나가 보라. 희망은 언제나 있다는 것을 기억하라.

더 읽을거리

마이클 버나드 벡위스

- *Life Visioning: A Transformative Process for Activating Your Unique Gifts and Highest Potential* (Sounds True, 2011).

조앤 보리센코

- *Minding the Body, Mending the Mind* (Da Capo, 2007).

그렉 브레이든

- *The Divine Matrix: Bridging Time, Space, Miracles, and Belief* (Hay House, 2006). (한국어판, 《디바인 매트릭스》, 굿모닝미디어, 2012).

- *The Spontaneous Healing of Belief: Shattering the Paradigm of False Limits* (Hay House, 2008). (한국어판, 《믿음 코드 31》, 시그마인사이트컴, 2013).
- *Human by Design: From Evolution by Chance to Transformation by Choice* (Penguin Random House, 2017).

켈리 브로건

- *A Mind of Your Own: The Truth About Depression and How Women Can Heal Their Bodies to Reclaim Their Lives* (HarperCollins, 2016). (한국어판, 《우울증 약이 우울증을 키운다》, 쌤앤파커스, 2020).

론다 번

- *The Secret* (Beyond Words/Atria Books, 2006). (한국어판, 《시크릿》, 살림 Biz, 2007).

크리스 카

- *Crazy Sexy Cancer Tips* (Skirt!, 2007).

디팩 초프라

- *Perfect Health: The Complete Mind/Body Guide* (Harmony Books, 1991).
- *Quantum Healing: Exploring the Frontiers of Mind Body Medicine* (Bantam Books, 2015).

디팩 초프라와 루돌프 E. 탄지

- *The Healing Self: A Revolutionary New Plan to Supercharge Your Immunity and Stay Well for Life* (Harmony Books, 2018).

조 디스펜자

- *Becoming Supernatural: How Common People Are Doing the Uncommon* (Hay House, 2017). (한국어판, 《당신도 초자연적이 될 수 있다》, 샨티, 2019).
- *You Are the Placebo: Making Your Mind Matter* (Hay House, 2014). (한국어판, 《당신이 플라시보다》, 샨티, 2016).
- *Breaking the Habit of Being Yourself: How to Lose Your Mind and Create a New One* (Hay House, 2013).

웨인 W. 다이어

- *Change Your Thoughts, Change Your Life: Living the Wisdom of the Tao* (Hay House, 2007). (한국어판, 《서양이 동양에게 삶을 묻다》, 나무생각, 2010).
- *The Power Of Intention: Learning to Cocreate Your World Your Way* (Hay House, 2004).
- *Wishes Fulfilled: Mastering the Art of Manifesting* (Hay House, 2012). (한국어판, 《확신의 힘》, 21세기북스, 2013).

에모토 마사루

- *The Healing Power of Water* (Hay House, 2008).
- *The Hidden Messages in Water* (Beyond Words Publishing, 2004). (한국어판, 《물은 답을 알고 있다》, 더난출판사, 2008).
- *Water Crystal Healing: Music and Images to Restore Your Well-Being* (Atria Books, 2006).

제니퍼 기스트라-코젝

- *Healing Without Hurting: Treating ADHD, Apraxia and Autism Spectrum Disorders Naturally and Effectively Without Harmful Medications* (Changing Lives Press, 2014).

데이비드 R. 해밀턴

- *The Five Side Effects of Kindness: This Book Will Make You Feel Better, Be Happier and Live Longer* (Hay House, 2017).
- *How Your Mind Can Heal Your Body* (Hay House UK, 2008). (한국어판, 《마음이 몸을 치료한다》, 불광출판사, 2012).
- *I Heart Me: The Science of Self-Love* (Hay House UK, 2015).

데이비드 R. 호킨스

- *Letting Go: The Pathway of Surrender* (Hay House, 2014). (한국어판, 《놓아버림》, 판미동, 2013).
- *Power vs. Force: The Hidden Determinants of Human Behavior* (Hay House, 2014). (한국어판, 《의식혁명》, 판미동, 2011).

루이스 헤이

- *You Can Heal Your Life* (Hay House, 1984). (한국어판, 《치유》, 나들목, 2012).

어니스트 홈즈

- *The Science of the Mind: The Complete Edition* (Penguin Group, 1950). (한국어판, 《마음의 과학》, 서른세개의계단, 2013).

브루스 립턴

- *The Biology of Belief: Unleashing the Power of Consciousness, Matter, and Miracles* (Hay House, 2005). (한국어판, 《당신의 주인은 DNA가 아니다》, 두레, 2014).
- *The Honeymoon Effect: The Science of Creating Heaven on Earth* (Hay House, 2013). (한국어판, 《허니문 이펙트》, 미래시간, 2014).

린 맥태거트

- *The Field: The Quest for the Secret Force of the Universe* (HarperCollins, 2008). (한국어판, 《필드》, 김영사, 2016).
- *The Power of Eight: Harnessing the Miraculous Energies of a Small Group to Heal Others, Your Life, and the World* (Atria Books, 2017).

캐롤라인 미스

- *Anatomy of the Spirit: The Seven Stages of Power and Healing* (Harmony Books, 1996). (한국어판, 《영혼의 해부》, 한문화, 2003).

월러스 J. 니콜스

- *Blue Mind: The Surprising Science That Shows How Being Near, In, On, or Under Water Can Make You Happier, Healthier, More Connected, and Better at What You Do* (Little, Brown, 2014). (한국어판, 《블루마인드》, 프리렉, 2015).

플로렌스 스코벨 신

- *The Game of Life and How to Play It* (DeVorss & Company, 1979). (한국어판, 《여성을 위한 게임의 법칙》, 나들목, 2007).

버니 S. 시걸

- *Peace, Love and Healing: Bodymind Communication and the Path to Self-Healing: An Exploration* (HarperPerennial, 1998).

켈리 A. 터너

- *Radical Remission: Surviving Cancer against All Odds* (HarperOne, 2014). (한국어판, 《하버드 의대는 알려주지 않는 건강법》, 에쎄, 2016).

대런 R. 와이스먼

- *The Power of Infinite Love and Gratitude: An Evolutionary Journey to Awakening Your Spirit* (Hay House, 2007).

로버트 휘테커

- *Anatomy of an Epidemic: Magic Bullets, Psychiatric Drugs, and the Astonishing Rise of Mental Illness in America* (Crown, 2010).

앤서니 윌리엄

- *Medical Medium: Secrets behind Chronic and Mystery Illness and How to Finally Heal* (Hay House, 2015). (한국어판, 《난치병 치유의 길》, 진성북스, 2017).
- *Medical Medium Life-Changing Foods: Save Yourself and the Ones You

Love with the Hidden Healing Powers of Fruits and Vegetables (Hay House, 2016).

- *Medical Medium Liver Rescue: Answers to Eczema, Psoriasis, Diabetes, Strep, Acne, Gout, Bloating, Gallstones, Adrenal Stress, Fatigue, Fatty Liver, Weight Issues, SIBO and Autoimmune Disease* (Hay House, 2018).
- *Medical Medium Thyroid Healing: The Truth Behind Hashimoto's, Graves', Insomnia, Hypothyroidism, Thyroid Nodules and Epstein-Barr* (Hay House, 2017).

플로렌스 윌리엄스

- *The Nature Fix: Why Nature Makes Us Happier, Healthier, and More Creative* (W.W. Norton, 2017). (한국어판, 《자연이 마음을 살린다》, 더퀘스트, 2018).

메리앤 윌리엄슨

- *A Return to Love: Reflection on the Principles of "A Course in Miracles"* (HarperPerennial, 1996).
- *Tears to Triumph: Spiritual Healing for the Modern Plagues of Anxiety and Depression* (HarperCollins, 2016).

이 책에 소개된 전문가들

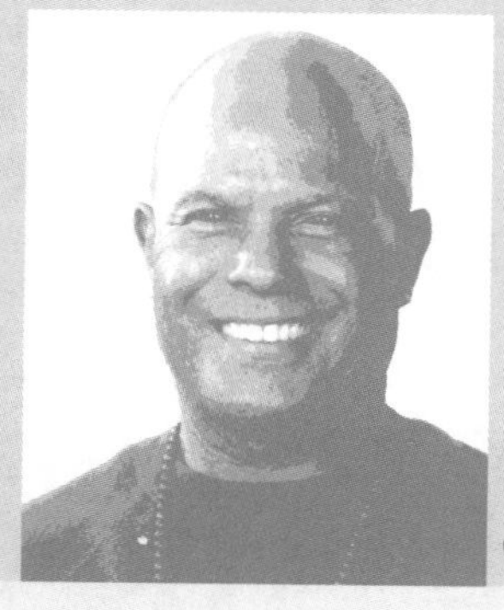

마이클 버나드 벡위스Michael Bernard Beckwith 박사
아가페 국제영성센터Agape International Spiritual Center 창립자, 작가

1986년, 마이클 버나드 벡위스 박사는 초교파적 공동체인 아가페 국제영성센터를 설립했다. 미국 내에서는 물론 전 세계에서 수많은 방문자들이 찾아오고 있는 아가페 국제영성센터는 다양한 문화와 인종, 영성을 아우른다는 점에서 높이 평가받는다. 벡위스 박사는 명상 교사이자 강연자이며, 자신이 만든 '라이프 비저닝 프로세스Life Visioning Process' 세미나의 리더로도 활발하게 활동하고 있다. 최근에 발간한 세 권의 저서 《라이프 비저닝*Life Visioning*》《영적인 해방*Spiritual Liberation*》《확장되는 초월의 춤*TranscenDance Expanded*》으로 노틸러스 상Nautilus Book Awards을 받았다. PBS 스페셜 〈해답은 당신입니다The Answer Is You〉에 출연했으며, 라디오 쇼 〈깨어나세요: 변형의 소리Wake Up: The Sound of Transformation〉를 진행하고 있다.

www.michaelbernardbeckwith.com

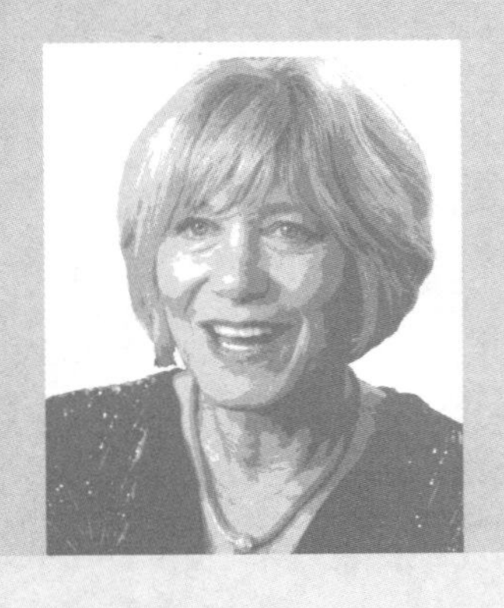

조앤 보리센코Joan Borysenko 박사
심리신경면역학자,
몸마음 건강 서비스MindBody Health Services 회장

조앤 보리센코 박사는 통합 의학계의 선구자이자, 세계적으로 저명한 심신상관 분야 전문가이다. 1980년대 초반에 몸마음 클리닉을 창설하고 심리학자 자격을 취득하였으며, 하버드 의과대학 강사를 역임했다. 오랜 임상 경험과 연구를 바탕으로 1987년 《뉴욕타임스》 베스트셀러 《몸 챙김, 마음 고침*Minding the Body, Mending the Mind*》을 출간했다. 그 외 열세 권의 책을 쓰거나 공동 집필했으며, 공영 방송 특별 프로그램 〈바쁜 사람들을 위한 내면의 평화Inner Peace for Busy People〉를 비롯해 수많은 오디오 및 영상 프로그램에 참여했다. 또한 콜로라도 볼더에 위치한 몸마음 건강 서비스의 공동 창립자이며, 클라리타스 인스티튜트 초영성 멘토 트레이닝 프로그램Claritas Institute Interspiritual Mentor Training Program의 디렉터이기도 하다.

www.joanborysenko.com

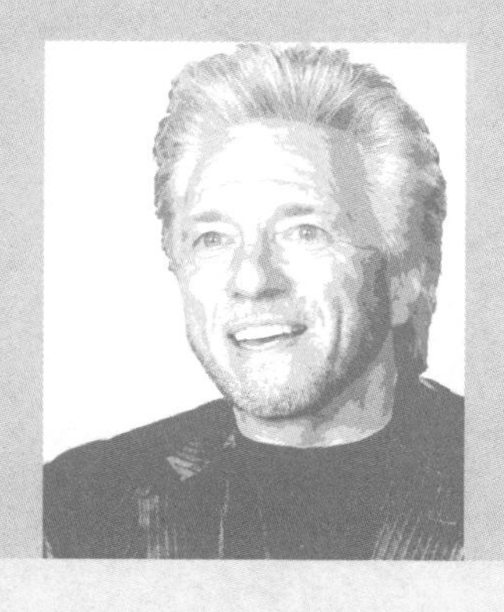

그렉 브레이든Gregg Braden
지질학자, 《뉴욕타임스》 베스트셀러 작가

그렉 브레이든은 일찌감치 과학과 영성, 실제 세계를 조화시키는 데 앞장서 온 사상가이다. 1970년대 에너지 위기 당시 컴퓨터 지질학자로 활발하게 활동했고, 1980년대 냉전 시대에는 미 공군 우주사령부 고위 연락장교로 근무했다. 1986년부터 고산 지대 마을과 오지의 수도원들을 답사하고 잊혀진 문헌들을 탐구한 끝에 고대의 비밀과 현대의 과학을 접목하는 성과를 이뤄냈다. 그는 자신이 발견한 것을 열한 권의 저서에 담아 출간했고, 이 책들은 38개국 언어로 번역되었다. 2016년 템플턴상 후보에 오르는 등 지금껏 해온 작업으로 큰 공로를 인정받고 있다.

www.greggbraden.com

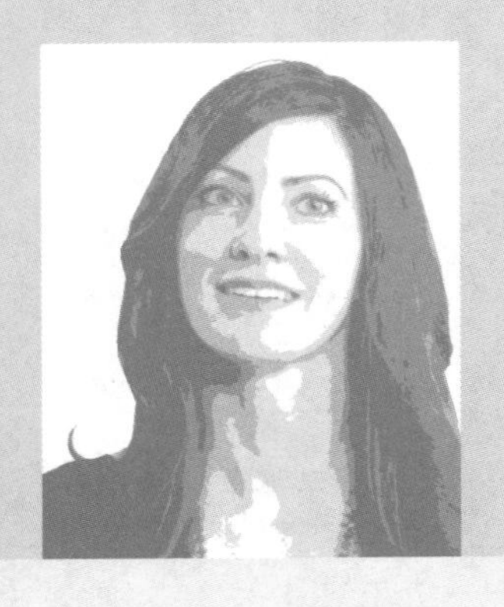

켈리 브로건Kelly Brogan 의학박사
전인 의학적 정신과 의사, 《뉴욕타임스》 베스트셀러 작가

켈리 브로건 박사는 맨해튼에서 활동하는 전인 의학적 여성 건강 정신과 의사로, 《뉴욕타임스》 베스트셀러 《우울증 약이 우울증을 키운다*A Mind of Your Own*》를 썼으며, 대표적인 교과서 《우울증의 통합의학적 치료*Integrative Therapies for Depression*》의 집필진이기도 하다. 매사추세츠 공과대학에서 시스템 신경과학을 공부하고, 코넬대학교 의과대학을 졸업한 뒤 뉴욕대학교 의과대학에서 정신과 의사 수련 과정을 마쳤다. 정신 의학, 정신신체 의학, 통합적 전인 의학 분야의 전문의 면허를 갖고 있으며, 정신 의학적 문제 및 증상에 근본적 접근법을 견지하는 것으로 잘 알려져 있다. KRI 쿤달리니 공인 요가 교사이며, 두 아이의 엄마이다.

www.kellybroganmd.com

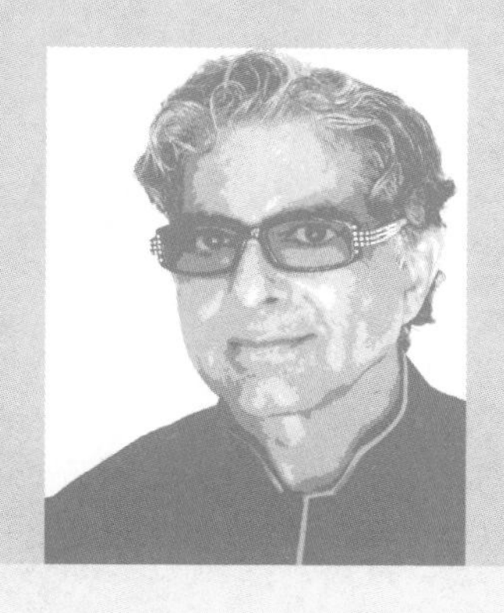

디팩 초프라Deepak Chopra 의학박사
《뉴욕타임스》 베스트셀러 작가, 강연자

통합 의학 및 개인적 변형 분야에서 세계적인 선구자인 디팩 초프라 박사는 초프라 재단Chopra Foundation의 창립자이며, 지요닷컴Jiyo.com과 초프라 웰빙 센터Chopra Center for Wellbeing의 공동 창립자이다.《타임》지는 그를 "21세기 100대 영웅 및 아이콘"의 한 명으로 꼽았다. 디팩 초프라는 내과학, 내분비학, 신진대사 분야의 전문의 면허를 갖고 있으며, 미국 내과학회 회원이자, 캘리포니아대학교 샌디에이고 캠퍼스의 가정의학 공중보건과 임상교수로 있다.《월드 포스트》와《허핑턴포스트》가 실시한 전 세계 인터넷 여론 조사에서 "세계의 영향력 있는 사상가" 17위에 올랐고, 의학 분야에서는 1위를 차지했다. 85권이 넘는 저서를 저술했으며, 그중 25권은《뉴욕타임스》 베스트셀러이다.

www.chopra.com

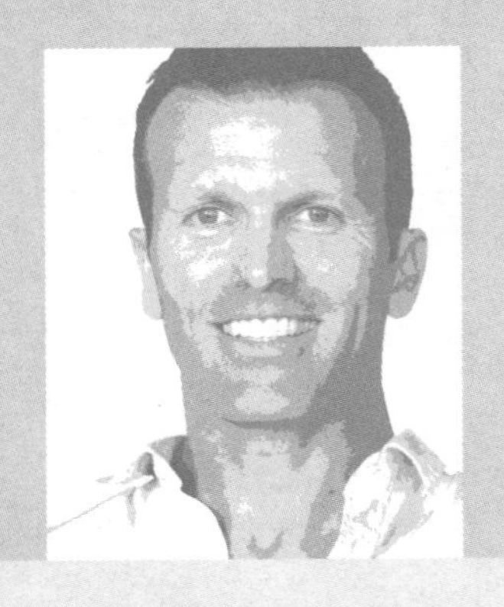

피터 크론Peter Crone
마인드/퍼포먼스 코치, 아유르베다 치료사

영국에서 태어나 자랐고, 학사 및 석사 과정을 우등생으로 졸업했다. 현재 전 세계적으로 인정받는 몸/마음 건강 코치이며, 영적 교사이자, 삶의 변형 분야 전문가이다. 논문을 마친 뒤 미국으로 이주해 5년 여간 할리우드 톱스타들의 개인 트레이너로 일했다. 아유르베다, 인체 생명과학, 운동생리학, 생체역학, 해부학 등 탄탄한 지식을 바탕으로 트레이닝하는 만큼 몸 작업에 있어 독보적인 교사이다.

www.bealive.com

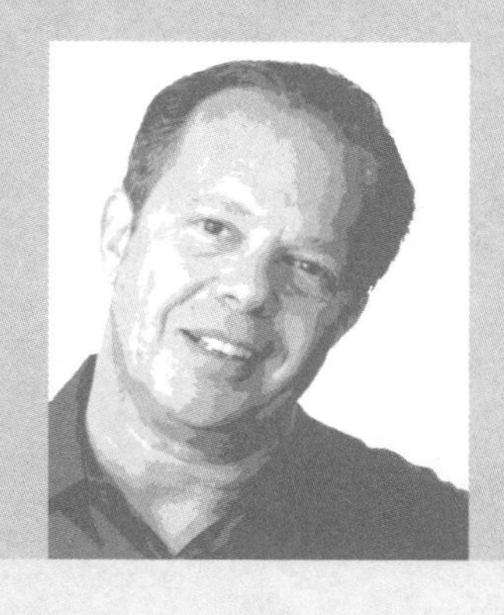

조 디스펜자Joe Dispenza 박사
연구자, 《뉴욕타임스》 베스트셀러 작가

조 디스펜자 박사는 다큐멘터리 〈양자물리학으로 본 마음What the BLEEP Do We Know!?〉에 출연하면서 대중에게는 과학자로 먼저 알려졌다. 2004년 다큐멘터리가 개봉된 이후로 세계 6대륙 27여개 나라에서 초청을 받아 강연하고 있다. 다양한 온라인 강의 및 화상 수업을 열고 있으며, 오프라인으로는 미국 및 해외에서 3일 기본 워크숍 및 5일 심화 워크숍을 진행하고 있다. 호놀룰루 소재 국제 양자대학교International Quantum University for Integrative Medicine, 뉴욕 라인벡 소재 오메가 인스티튜트Omega Institute for Holistic Studies, 매사추세츠 스톡브리지 소재 크리팔루 요가건강 센터Kripalu Center for Yoga and Health의 교수진으로 있다. 《뉴욕타임스》 베스트셀러 《당신이 플라시보다*You Are the Placebo*》《당신도 초자연적이 될 수 있다*Becoming Supernatural*》 등을 출간했다.

www.drjoedispenza.com

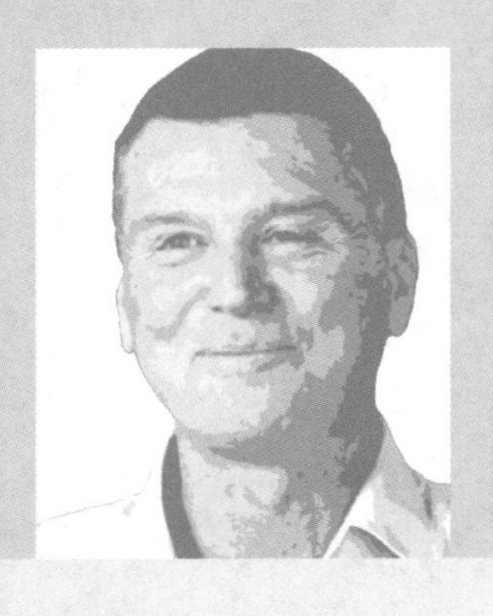

마크 D. 에머슨Mark D. Emerson 박사
작가, 강연자, 생활 습관 의학 전문가

마크 에머슨 박사는 전 연령층 환자를 대상으로 하는 영양 기반의 생활 습관 의학 및 자연 치료법의 전문가이다. 미국 프로풋볼연맹NFL, PGA 투어, 미국 육상경기연맹USA Track and Field, 미국 대학스포츠협회NCAA의 선수 및 직원들의 건강 컨설턴트로 활동하고 있다. 또한 연예계 유명 인사들과 《포춘》지 선정 500대 기업 CEO들의 개인 의사로도 활동하고 있다. 평생 의료 교육 제공자CME로서, 수많은 의사들과 의료진에게 증거에 바탕한 임상 영양 프로토콜 및 혈액 성분 분석을 제공하고 있으며, 이로써 염증이나 신진대사 장애는 물론 심혈관 질환이나 당뇨와 같은 만성 질환의 예방과 치료에도 일조하고 있다.

www.docemerson.com

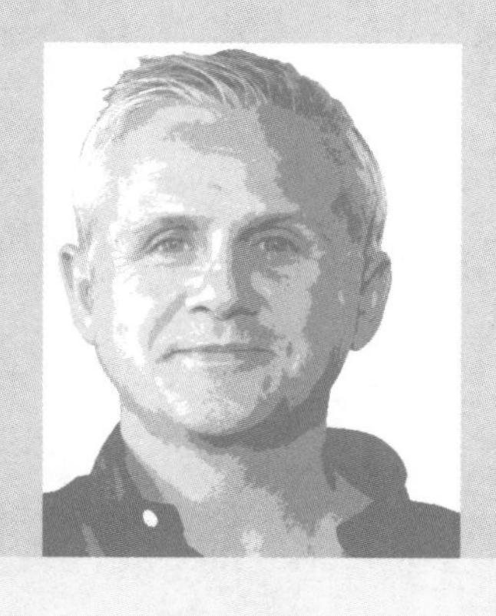

데이비드 R. 해밀턴David R. Hamilton 박사
유기화학자, 작가

데이비드 R. 해밀턴 박사는 유기화학을 전공하고, 제약 업계에서 4년간 심혈관 질환 및 암 치료약을 개발하는 연구자로 일했다. 플라시보 효과에 영감을 받아 제약 업계를 떠난 뒤, 마음과 감정을 이용해 건강을 증진시키는 법에 관해 책을 쓰고 교육 활동을 펼치고 있다. 《마음이 몸을 치료한다*How Your Mind Can Heal Your Body*》《아이 허트 미*I Heart Me*》《친절함의 다섯 가지 부작용*The Five Side Effects of Kindness*》 등 9권의 저서를 썼다. 자신의 웹사이트에 정기적으로 글을 올리고 있으며, 《허핑턴포스트》 미국판이나 《심리학*Psychologies*》 '라이프랩Life Labs'에도 이따금씩 기고한다. 2016년, 잡지 《마음 맞는 사람들*Kindred Spirit*》 독자들이 뽑은 최고의 작가로 선정되었다.

www.drdavidhamilton.com

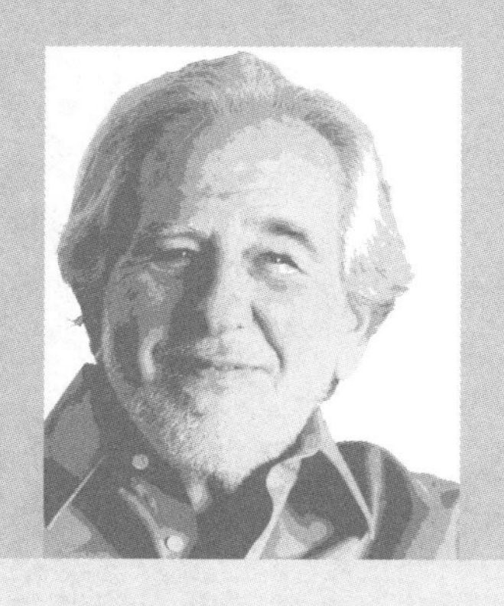

브루스 립턴Bruce Lipton 박사
줄기세포 생물학자, 작가

브루스 립턴 박사는 과학과 영성을 접목하는 데 앞장서 온 선구자로 널리 인정받고 있다. 줄기세포 생물학자이자, 베스트셀러 《당신의 주인은 DNA가 아니다 *The Biology of Belief*》의 저자이며, 2009년에는 고이 평화상Goi Peace Award을 수상하기도 했다. 수많은 텔레비전 및 라디오 프로그램에 게스트로 출연했으며, 여러 국내 및 국제 회의에 기조연설자로 참가하고 있다. 1987년부터 1992년까지 스탠포드대학교 의과대학에서 진행한 연구를 통해, 환경이 뇌막을 통해 유전자를 활성화/비활성화함으로써 세포의 행동과 생리학을 통제한다는 것을 밝혀냈다. 그의 발견은 생명체가 유전자에 의해 통제된다는 기존의 과학적 관점에 맞서는 것으로, 오늘날 후성유전학이라는 중요 분야의 물꼬를 터주었다.

www.brucelipton.com

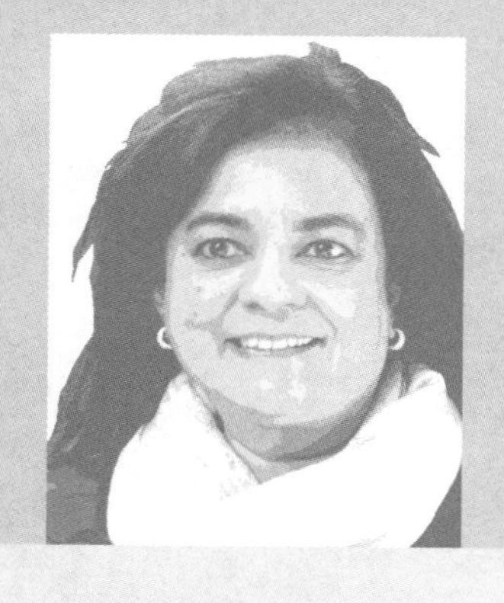

아니타 무르자니Anita Moorjani
강연자, 《뉴욕타임스》 베스트셀러 작가

아니타 무르자니는 싱가포르에서 인도인 부모에게서 태어났으며, 두 살 때 홍콩으로 이주해 거의 평생을 살았다. 다중 언어 구사자로, 어린 시절에는 영어와 광둥어, 인도 방언을 모두 구사했고, 커서는 학교에서 프랑스어를 배웠다. 다년간 대기업에서 일했지만, 2002년 4월 암 진단을 받았다. 임사 체험을 했으며, 지금은 전 세계 회의와 모임에 초대되어 강연자로 활동하고 있다. 또 홍콩대학교 행동과학부에 초청 연사로 자주 초대되어 불치병에 대처하는 법, 죽음을 맞이하는 자세, 영적 믿음의 심리학 등의 주제로 강연하고 있다. 《뉴욕타임스》 베스트셀러 《그리고 모든 것이 변했다*Dying to be Me*》《나로 살아가는 기쁨*What If This Is Heaven?*》을 출간했다.

www.anitamoorjani.com

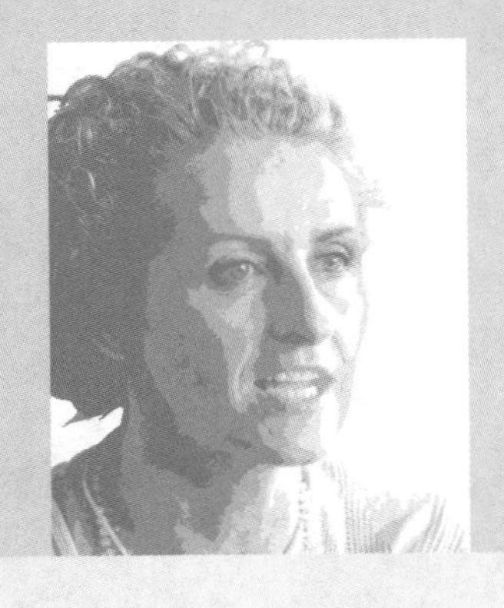

패티 펜Patti Penn
'기쁨 속 멈춤Pause in Joy' 창립자
레이키 마스터, EFT 치료사

패티 펜은 전 세계에 학생들을 둔 로스앤젤레스 소재의 영성의식 공동체 '기쁨 속 멈춤'의 창립자이다. 패티는 10년여에 걸쳐 '기쁨 속 멈춤'의 철학을 담은 교본 네 권을 채널링으로 집필해, 학생들이 에너지를 조정하고 직관을 믿는 능력을 되살려내도록 돕고 있다. 또한 감정 자유 기법EFT을 활용해, 무한한 가능성을 열어주는 한편 우리의 선택을 검열하는 낡은 신념들을 제거하는 작업을 하고 있다. 외상후 스트레스 장애를 앓고 있는 참전 용사들, 항암 화학 치료를 받고 있거나 받고 있지 않은 암 환자들, 불안과 스트레스 증상, 트라우마, 분노, 두려움 문제를 갖고 있는 사람들에게 도움을 주고 있다.

www.pauseinjoy.com

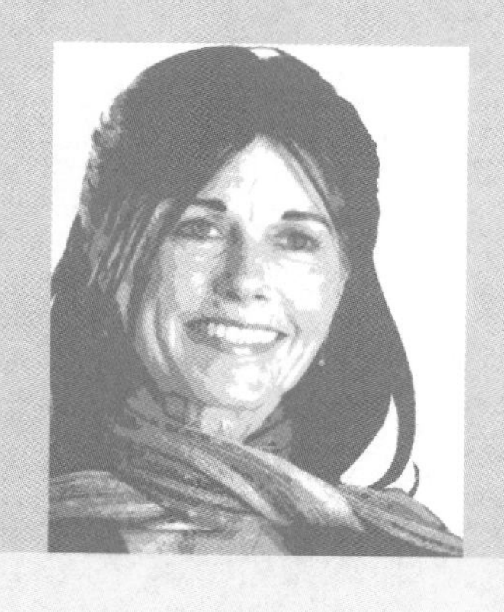

다이앤 포치아Dianne Porchia
건강 코치, 몸/마음 의학

다이앤 포치아의 독특한 전인 의학적 소매틱somatic 접근법은 과거의 감정적 상처와 트라우마, 부정적 신념을 단시간에 놓아버리도록 도와준다. 내면의 공격적인 목소리를 아군으로 바꾸어 목표를 달성하게 도와준다. 포치아는 중기 이상으로 진행된 암 환자들, 이혼, 직장인 번아웃, 사별, 실직, 여타 심각한 질병 등 스트레스로 인해 힘들어하는 이들을 위주로 작업하고 있다. 심장 중심의 의사소통 기술, 소매틱 대화, 내면 아이 치유, 거룩한 분노 작업, 연민의 자기 용서, 신경 언어 프로그래밍NLP, 명상, 마음챙김, 시각화, 횡경막 호흡, 기공氣工 등의 기법을 활용한다. 전화를 이용한 페이스타임FaceTime 세션, '균형 잡힌 삶 Life in Balance' 전인적 웰니스 피정, 맞춤 서비스, 개인 피정 등을 진행한다.

www.porchiaswish.com

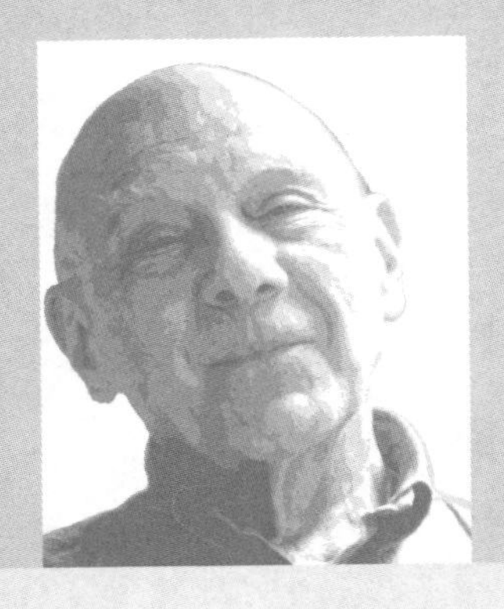

버니 시걸Bernie Siegel 의학박사
작가, 강연자

시걸 박사보다 버니라는 호칭을 더 좋아하는 버니 시걸 박사는 뉴욕 브룩클린에서 태어났다. 콜게이트대학교와 코넬대학교 의과대학에서 수학했다. 모교 우등생 단체인 '파이 베타 카파Phi Beta Kappa'와 '알파 오메가 알파Alpha Omega Alpha' 회원으로서 우등생으로 졸업했다. 예일 뉴헤이븐 병원, 웨스트 헤이븐 참전용사병원, 피츠버그 소아병원 등에서 수련의로 있었다. 1989년에 예일대 외과(일반 외과 및 소아 외과) 임상조교수로 은퇴한 뒤 환자 및 간병인들과 소통해 오고 있다. 병으로 죽음의 위협을 받고 있는 사람들을 수없이 치료하고 상담해 온 의사로서 삶과 죽음의 철학을 모두 포용하는 그는, 현재 우리 사회의 뜨거운 쟁점인 의료 윤리와 영성 문제를 아우르는 데 선봉장 역할을 하고 있다.

www.berniesiegelmd.com

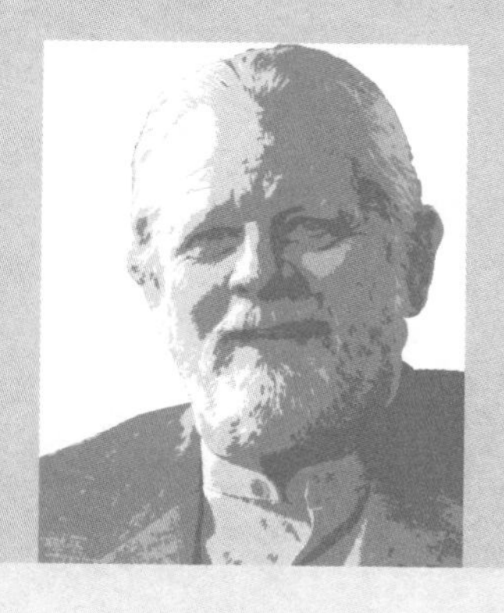

제프리 톰슨 Jeffrey Thompson **박사**
신경음향학 전문가

톰슨 박사는 일정한 주파수를 음악에 집어넣는 음향학 분야의 세계적 권위자로 인정받는다. 전업 음악가이자 작곡자인 그는 조절된 소리 진동을 이용해 의식 상태를 바꾸며, 그 결과로 최적의 몸-마음 치료를 이끌어내는 방법을 창안했다. 1990년대에 톰슨 박사의 소리 치유법은 미국 내에서 굉장히 효과적인 대체 의학 치료법으로 인정받았다. 그의 작업은 보완대체의학연구센터CSCAT의 자금 지원으로 이루어졌다. 현재 다양한 기관에서 가르치고 있으며, 세미나, 워크숍, 자격증 코스 등도 이끌고 있다.

www.scientificsounds.com

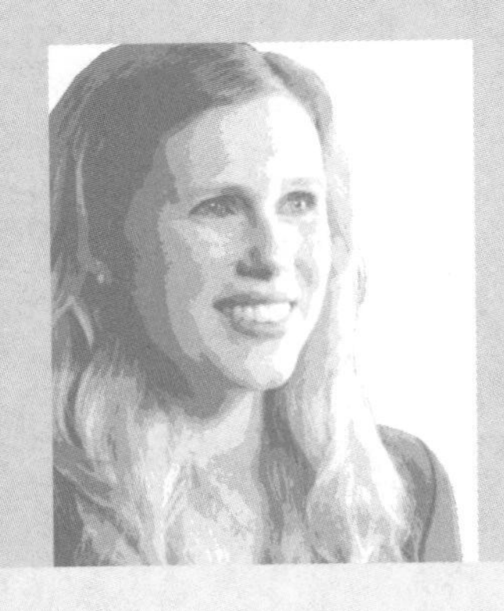

켈리 터너Kelly Turner 박사

《뉴욕타임스》 베스트셀러 작가

켈리 터너 박사는 현재 22개 언어로 번역된《뉴욕타임스》 베스트셀러《하버드 의대는 알려주지 않는 건강법*Radical Remission*》의 저자이다. 지난 10년간 10개국에서 연구를 진행해 1,500건이 넘는 근본적 치유 사례를 분석했다. 하버드대학교에서 석사 학위를, 캘리포니아대학교 버클리 캠퍼스에서 박사 학위를 받았다. 위 저서를 장편 영화 〈귀국일 미정 티켓Open-Ended Ticket〉으로 각색한 바 있다. 또한 자신의 연구를 통해 밝혀낸 '근본적 치유의 아홉 가지 주요 요소'를 하나씩 다루는 9부작 다큐멘터리를 작업중이며, 이 다큐멘터리에는 책에 실린 근본적 치유 생존자들 다수가 등장한다.

www.radicalremission.com

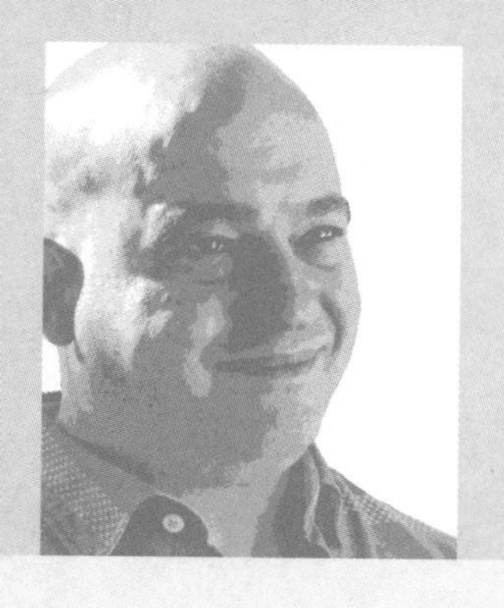

대런 와이스먼Darren Weissman 박사
작가, 생명선 센터LifeLine Center 창립자,
생명선 테크닉LifeLine Technique® 개발자

대런 와이스먼 박사는 카이로프랙틱 전인 의학 의사이며, 국제 강연자이자 베스트셀러 작가이다. 유방암재단연합과 여성건강동맹연합이 뽑은 이 시대의 사상가로 선정되었다. 헤이하우스 라디오Hay House Radio의 인기 프로그램 '문제의 핵심The Heart of the Matter'에 출연하고 있으며, 장편 영화 〈이-모션E-Motion〉 〈인류 만들기Making Mankind〉 〈믿음을 넘어서Beyond Belief〉 〈진실The Truth〉 등에도 출연했다. 2002년에 생명선 테크닉을 개발했다. 이후 생명선 센터를 설립해 다양한 의료 서비스와 교육 프로그램을 제공하면서, 내면의 평화를 통해 세계 평화를 만든다는 공동의 비전을 가지고 개인의 발전을 증진시키는 데 앞장서고 있다. 그밖에도 여러 잡지와 블로그 등에 기고하고 있으며, 온라인·오프라인으로 국제 강연과 강의를 계속하면서 '생명선 테크닉'을 가르치고 있다.

www.thelifelinecenter.com

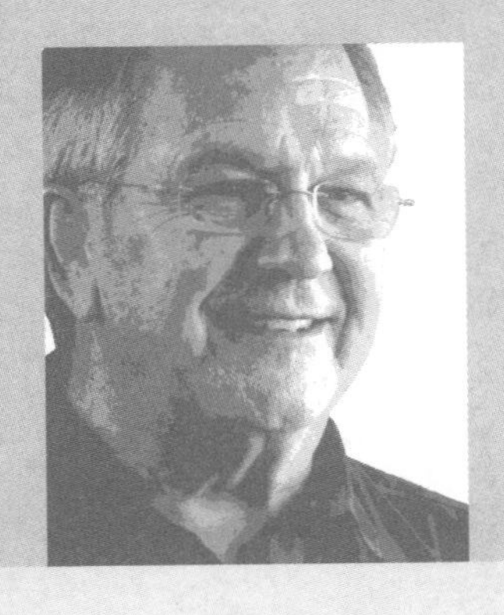

롭 워긴Rob Wergin
성스런 전달자

롭 워긴은 투시 능력, 투감透感 능력, 투청透聽 능력을 갖고 있다. 어려서 그는 동물들의 말을 들을 수 있었고 영과 대화할 수 있었다. 이러한 재능이 사람들에게 이해받지 못하면서, 그는 이런 재능을 점차 무시하게 되었다. 30년 넘게 미국 대기업에서 성공적인 CEO로 재직했다. 그러다 어느 날 궁극적인 '우주적 한계'에 직면, 깊은 절망 속에서 자신의 삶의 의미가 무엇인지 묻고…… 답을 '들었다.' 그때부터 롭은 신성한 빛과 사랑의 통로가 되는 데 삶을 바쳐왔으며, 지금까지 연령과 종교를 막론하고 수많은 이들에게 도움을 주고 있다.

www.robwergin.com

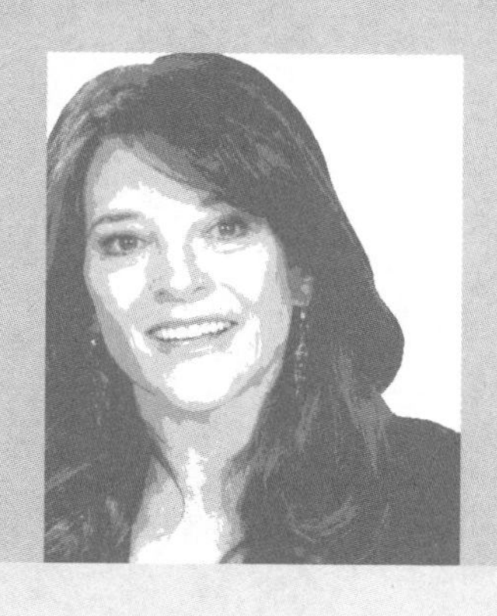

메리앤 윌리엄슨 Marianne Williamson
교사, 《뉴욕타임스》 베스트셀러 작가

메리앤 윌리엄슨은 세계적 강연자이자 활동가, 작가로 30년 넘게 활동하고 있다. 집필한 저서 중《뉴욕타임스》 베스트셀러 1위를 차지한 책이 네 권이나 된다. 대표적 저서 《사랑으로의 회귀*A Return to Love*》의 첫 문장 "우리의 가장 깊은 두려움은 우리가 부족하다는 것이 아니다. 바로 우리에게 측정할 수 없을 정도의 큰 힘이 있다는 것이다……"는 현대의 구도자들에게 경구로 여겨진다. 1989년, 식사 배달 서비스인 '프로젝트 앤젤 푸드Project Angel Food'를 설립해, 로스앤젤레스 지역 내 에이즈로 외출이 불가한 사람들에게 음식을 제공하고 있다. 지금까지 1,100만 회 이상 식사를 제공했다. 또한 '평화동맹Peace Alliance'의 공동 창립자이기도 하다.

www.marianne.com

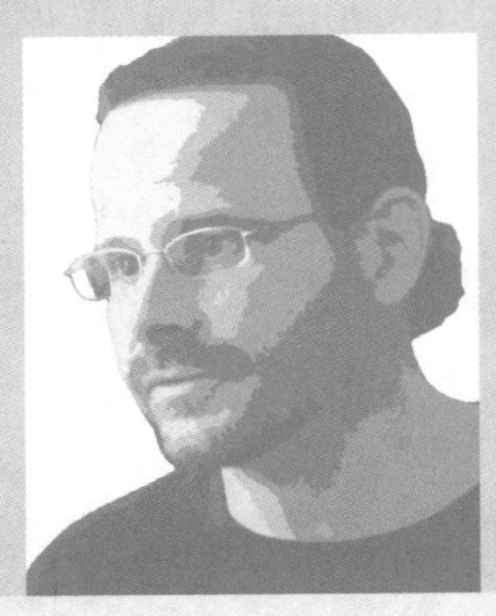

앤서니 윌리엄 Anthony William

메디컬 미디엄(의료 영매—옮긴이), 《뉴욕타임스》 베스트셀러 작가

앤서니 윌리엄은 태어날 때부터 고차원 영과 대화할 수 있는 남다른 능력이 있었다. 그 영은 그에게 건강과 관련해 미래에 일어날 일을 매우 정확하게 알려주었는데, 네 살 때 저녁 식사 자리에서 당시 병의 증상이 전혀 보이지 않던 할머니가 폐암에 걸렸다고 말해 가족들을 놀라게 했다. 병원 검사 결과 할머니는 곧 폐암 진단을 받았다. 그 이후로 25년 넘게 앤서니는 사람들이 질병을 극복하고 예방하여 원래의 건강한 삶을 살아가도록 돕는 일에 평생을 헌신하고 있다. 《뉴욕타임스》 베스트셀러 《난치병 치유의 길*Medical Medium: Secrets behind Chronic and Mystery Illness and How to Finally Heal*》의 저자이다.

www.medicalmedium.com

주

1. Wullianallur Raghupathi and Viju Raghupathi, "An Empirical Study of Chronic Diseases in the United States: A Visual Analytics Approach to Public Health," *International Journal of Environmental Research and Public Health* 15, no.3 (March 2018): 431, http://www.ncbi.nlm.nih.gov/pmc/articles/PMC5876976/.
2. Susanna Schrobsdorff, "Teen Depression and Anxiety: Why the Kids Are Not Alright," *Time*, October 26, 2016, http://time.com/4547322/american-teens-anxioius-depressed-overwhelmed/.
3. Ramin Mojtabai, Mark Olfson, and Beth Han, "National Trends in the Prevalence and Treatment of Depression in Adolescents and Young Adults," *Pediatrics* 138. no.6 (December 2016), http://pediatrics.aappublications.org/content/pediatrics/138/6/e20161878.full.pdf.
4. Jean M. Twenge, "Time Period and Birth Cohort Differences in

Depressive Symptoms in the U.S. 1982-2013," *Social Indicators Research* 121, no.2 (April 2015): 437. http://link.springer.com/article/10.1007/s11205-014-0647-1.

5. "About Genetically Engineered Foods," Center for Food Safety(website), accessed December 15, 2018, https://www.centerforfoodsafety.org/issues/311/ge-foods/aboutgefoods.
6. "About Chronic Diseases," National Health Council, last modified July 29, 2014, http://nationalhealthcouncil.org/sites/default/files/NHC_Files/Pdf_Files/AboutChronicDisease.pdf.
7. "Health and Economic Costs of Chronic Diseases." National Center for Chronic Disease Prevention and Health Promotion, last modified February 11, 2019, https://www.cdc.gov/chronicdisease/about/costs/index.htm.
8. Masaru Emoto, *The Hidden Messages in Water,* trans. David A Thayne (Hillsboro, OR: Beyond Words Publishing, 2004), 39.
9. Emoto, *Hidden Messages in Water*, 43.
10. Ariana Eunjung Cha, "Researchers: Medical Errors Now Third Leading Cause of Death in United States," *Washington Post*, May 3, 2016, https://www.washingtonpost.com/news/to-your-health/wp/2016/05/03/researchers-medical-errors-now-third-leading-cause-of-death-in-united-states/.
11. "Medical Hypnosis," Stanford Health Care, accessed March 7, 2019, https://stanford-healthcare.org/medical-treatments/c/complementary–medicine/types/medical-hypnosis.html.
12. "Everything You Need to Know about the Ketogenic Diet," Mercola.

com, accessed May 7, 2019, https://www.mercola.com/calendar/2018 / keto.htm.

13. Deborah Franklin, "How Hospital Gardens Help Patients Heal," *Scientific American*, March 1, 2012, https://www.scientificamerican .com/article/nature-that-nurtures/.
14. Insook Lee et al., "Effects of Forest Therapy on Depressive Symptoms among Adults: A Systematic Review," *International Journal of Environmental Research and Public Health* 14, no. 3 (March 2017): 321, https://www.researchgate.net/publication/315474109_Effects_of_Forest_Therapy_on_Depressive_Symptoms_among_Adults_A_Systematic_Review.
15. Céline Cousteau, foreword to *Blue Mind: The Surprising Science That Shows How Being Near, In, On, or Under Water Can Make You Happier, Healthier, More Connected, and Better at What You Do*, by Wallace J. Nichols (New York: Little, Brown, 2014).
16. Sharon Begley, "The Brain: How the Brain Rewires Itself," *Time*, January 19, 2007, http://content.time.com/time/magazine/article/0,9171,1580438,00.html.
17. "Virtual Reality Pain Reduction," Human Photonics Laboratory, University of Washington, accessed January 2, 2019, https://depts.washington.edu/hplab/research/virtual-reality/.

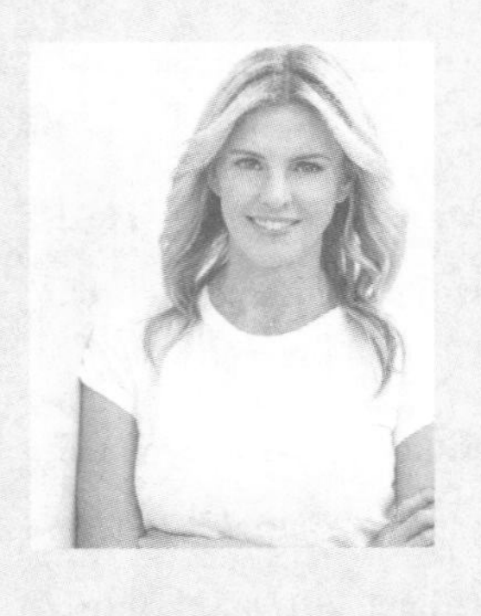

저자 소개

켈리 누넌 고어스Kelly Noonan Gores

작가이며, 영화감독, 프로듀서로 활동하고 있다. 정보 전달뿐 아니라 영감을 주고 삶에 힘을 실어주는 의식 관련 매체를 제작하고자 2012년 '엘리베이티브 엔터테인먼트Elevative Entertainment'를 설립했다. 영화 및 책으로 나온 〈치유〉를 자신의 모든 열정을 쏟아 만든 인생 작품으로 여긴다.

열여섯 살 때 심한 독감을 앓고 난 뒤 몇 달 동안 계속 부어 있던 목의 림프절이 한 카이로프랙터가 처방해 준 블루베리 식초 한 병으로 씻은 듯 나은 경험 덕분에 어려서부터 대체 의학이나 자연 치료법에 커다란 신뢰와 애정을 느꼈으며, 이후 뉴욕의 통합영양협회에서 전인의학적 영양에 대해 공부하고, 침술이나 에너지 의학, 약초, 명상, 양자물리학 등 과학과 영성이 겹치는 영역들에도 남다른 관심을 가져왔다.

그녀는 이 책에서 치유가 아주 개인적이고 복잡하지만 또한 즉각 일어날 수도 있음을 보여주는 수많은 사례와 연구 성과, 기술들을, 디팩 초프라, 조 디스펜자, 아니타 무르자니, 메리앤 윌리엄슨, 마이클 B. 벡위스, 브루스 립턴, 켈리 터너, 버니 시걸, 켈리 브로건 등 선구적인 과학자들과 영적 교사들의 증언을 통해 들려준다. 깊이 생각할 거리를 안겨주는 인터뷰와 감동적인 치유 사례를 통해, 독자들은 무엇이 효과가 있고 무엇이 그렇지 않은지, 그 이유는 무엇인지 알게 된다. 이 책은 우리 몸의 기적적인 본질과 우리 안에 들어 있는 놀라운 치유력을 새로이 이해하게 해주며, 새로운 통찰과 정보, 도구를 제공해 우리 스스로 몸-마음 연결의 힘을 다룸으로써 건강에 대한 주도권을 되찾게 해준다.

이 책은 2019년, 긍정적인 사회 변화와 의식적인 삶의 보급에 기여한 도서에 주어지는 노틸러스북어워드Nautilus Book Awards의 건강, 치유, 웰빙 및 생명 부문에서 은상을 수상했다.

웹사이트: www.healdocumentary.com

샨티의 뿌리회원이 되어
'몸과 마음과 영혼의 평화를 위한 책'을 만들고 나누는 데
함께해 주신 분들께 깊이 감사드립니다.

뿌리회원(개인)

이슬, 이원태, 최은숙, 노을이, 김인식, 은비, 여랑, 윤석희, 하성주, 김명중, 산나무, 일부, 박은미, 정진용, 최미희, 최종규, 박태웅, 송숙희, 황안나, 최경실, 유재원, 홍윤경, 서화범, 이주영, 오수익, 문경보, 여희숙, 조성환, 김영란, 풀꽃, 백수영, 황지숙, 박재신, 염진섭, 이현주, 이재길, 이춘복, 장완, 한명숙, 이세훈, 이종기, 현재연, 문소영, 유귀자, 윤홍용, 김종휘, 보리, 문수경, 전장호, 이진, 최애영, 김진회, 백예인, 이강선, 박진규, 이욱현, 최훈동, 이상운, 김진선, 심재한, 안필현, 육성철, 신용우, 곽지희, 전수영, 기숙희, 김명철, 장미경, 정정희, 변승식, 주중식, 이삼기, 홍성관, 이동현, 김혜영, 김진이, 추경희, 해다운, 서곤, 강서진, 이조완, 조영희, 이다겸, 이미경, 김우, 조금자, 김승한, 주승동, 김옥남, 다사, 이영희, 이기주, 오선희, 김아름, 명혜진, 장애리, 신우정, 제갈윤혜, 최정순, 문선희

뿌리회원(단체/기업)

주/김정문알로에 KIM JEONG MOON ALOE CO., LTD.
환경재단
design Vita
PN풍년
사단법인 한국가족상담협회·한국가족상담센터
생각과느낌 소아청소년 성인 몸 마음 클리닉
경일신경과 | 내과의원
순수피부과
월간 풍경소리
FUERZA

회원이 아니더라도 이메일(shantibooks@naver.com)로 이름과 전화번호, 주소를 보내주시면 독자회원으로 등록되어 신간과 각종 행사 안내를 이메일로 받아보실 수 있습니다.

전화 : 02-3143-6360 팩스 : 02-6455-6367
이메일 : shantibooks@naver.com